Vrushika Bhanderi
Uday Kumar Digumarthi

Primeira abordagem cirúrgica

Vrushika Bhanderi
Uday Kumar Digumarthi

Primeira abordagem cirúrgica

Uma abordagem alternativa à cirurgia ortognática convencional

ScienciaScripts

Imprint

Any brand names and product names mentioned in this book are subject to trademark, brand or patent protection and are trademarks or registered trademarks of their respective holders. The use of brand names, product names, common names, trade names, product descriptions etc. even without a particular marking in this work is in no way to be construed to mean that such names may be regarded as unrestricted in respect of trademark and brand protection legislation and could thus be used by anyone.

Cover image: www.ingimage.com

This book is a translation from the original published under ISBN 978-620-7-65181-8.

Publisher:
Sciencia Scripts
is a trademark of
Dodo Books Indian Ocean Ltd. and OmniScriptum S.R.L publishing group

120 High Road, East Finchley, London, N2 9ED, United Kingdom
Str. Armeneasca 28/1, office 1, Chisinau MD-2012, Republic of Moldova, Europe
Printed at: see last page
ISBN: 978-620-7-77620-7

RECONHECIMENTO

"Se queres brilhar como o sol. Primeiro queima como um sol"

-A. P. J. Abdul Kalam

Devo reconhecer o vigor que **DEUS** Todo-Poderoso me concedeu para começar e realizar este trabalho de Dissertação de Biblioteca com a fortificação de todos os interessados, alguns dos quais procuro reconhecer aqui.

Gostaria de expressar a minha profunda gratidão ao meu orientador, **Dr. Mora Sathi Rami Reddy**, Professor e Diretor do Departamento de Ortodontia e Ortopedia Facial, Faculdade de Ciências Dentárias e Hospital, Amargadh, Bhavnagar, pela sua valiosa orientação.

Gostaria de expressar o meu sincero respeito pelo **Dr. Shobhit Saxena**, Professor **Dr. Mamatha J.**, Leitor Dr. **Pratik Gandhi**, Professor Dr. **Lina Shenavi**, Professor Dr. **Vinali Patel e** Professor Dr. **Jishna Vaghela** pela sua orientação e encorajamento ao longo da minha dissertação.

Não há palavras para exprimir a minha dívida para com os meus respeitados pais, o meu Pai, **Sr. Girdharlal Bhanderi**, e a minha Mãe, **Sra. Sagunaben Bhanderi,** pelas suas bênçãos, bons desejos e apoio em todas as fases. A eles curvo-me com a mais profunda reverência. Estou extremamente grato à minha irmã, **Sra. Mahek Bhanderi**, por me ter dado apoio moral e motivação.

Gostaria de agradecer aos meus superiores, **Dr. Vipul Ghanshani, Dr. Prinsi Sheth** e **Dr. Pooja Dangar**, aos meus colegas, **Dr. Jaydeep Dervaliya** e **Dr.**

Natasha Jayswal, e aos meus juniores, **Dr. Dhara Dadhania**, Dr. **Twisha Patel** e **Dr. Bhautik Parmar,** pela sua ajuda e apoio.

Gostaria de agradecer à direção da faculdade, ao nosso respeitado Diretor, **Dr. Rosaiah Kanaparthy**, ao Vice-Diretor e Diretor do Campus, Dr. **Pankajakshi Bai K.**, ao secretário membro do comité de ética institucional, **Dr. Mohsin Ghanchi,** por terem proporcionado todas as facilidades para a realização desta Dissertação da Biblioteca.

Agradeço ao **pessoal da biblioteca** e ao bibliotecário **Hansaben Bhoj** pelo seu apoio constante.

Gostaria de agradecer muito ao **Dr. Tarak Chavda,** ao Dr. **Kinjal Italiya,** ao Dr. **Jalpa Solanki,** ao Dr. **Vijay Parmar,** ao **Dr. Twinkle Modi,** ao **Dr. Nidhi Patel,** ao **Dr. Nikunj Sorathiya e** ao **Dr. Pruthvi Parmar** pela ajuda e apoio. A todos e a cada um, agradeço imenso a vossa ajuda.

Por último, mas não menos importante, os meus sinceros agradecimentos a todos os **membros do corpo docente, funcionários, finalistas, juniores, pessoal docente e não docente,** a toda a **família CODS** e a todos os meus amigos e simpatizantes pelo seu apoio.

- Dr. Vrushika Bhanderi

Índice

INTRODUÇÃO

Se o paciente tem uma má oclusão com uma boa relação esquelética da mandíbula, a movimentação dentária ortodôntica por si só é geralmente suficiente para corrigir uma dentição apinhada e irregular. A maioria dos clínicos concorda que a indicação básica para o tratamento cirúrgico-ortodôntico é um problema esquelético de tal gravidade que a correção aceitável não é possível apenas com a ortodontia. A simples correção da má oclusão dentária não resolve adequadamente o problema; os objetivos do tratamento devem incluir uma boa estética facial, bem como a estabilidade nas posições finais da dentição e dos maxilares. Com isso em mente, a responsabilidade do clínico para com o potencial paciente ortognático é oferecer um plano de tratamento que atinja tanto a estética desejável quanto resultados estáveis. Quando uma discrepância dos maxilares acompanha uma má oclusão severa, existem três grandes possibilidades de correção:[1]

1. Modificação do crescimento

2. Camuflagem (posicionamento ortodôntico dos dentes para compensar a discrepância da mandíbula), ou

3. Cirurgia ortognática em conjunto com a ortodontia para reposicionar os maxilares e/ou segmentos dentoalveolares.

Proffit e Ackerman[2] introduziram o conceito de envelope de discrepância para ilustrar graficamente a quantidade de mudança que pode ser produzida por vários tipos de tratamento (Fig. 1). Este diagrama ajuda a simplificar a relação entre as três possibilidades básicas de tratamento das discrepâncias esqueléticas. O círculo interno, ou envelope, representa os limites do tratamento de camuflagem envolvendo apenas a ortodontia; o envelope do meio ilustra os limites do tratamento ortodôntico combinado com a modificação do crescimento; e o envelope externo mostra os limites da correção cirúrgica.

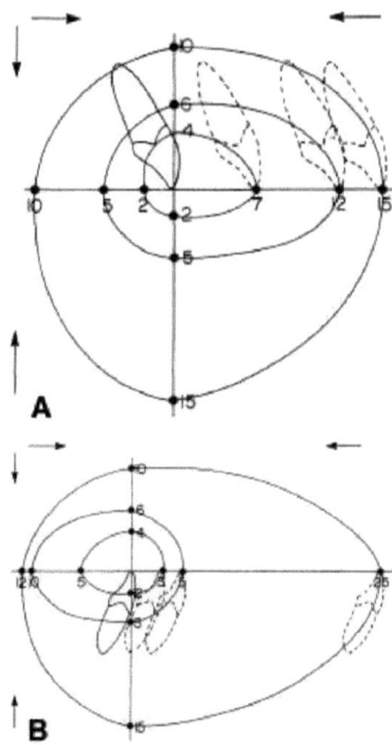

FIGURE 1

Quando existe uma discrepância esquelética moderada e não há potencial para crescimento adicional, a camuflagem ortodôntica deve ser considerada. Os dentes são reposicionados para estabelecer uma sobressaliência e sobremordida normais, num esforço para compensar a discrepância da mandíbula. Normalmente, é necessária a extração de alguns dentes para que se possa criar espaço suficiente na arcada para permitir um movimento significativo de outros dentes. Este tratamento não pode ser considerado bem sucedido se resultar numa oclusão dentária razoável à custa da estética facial. Além disso, há limites para a capacidade do periodonto de acomodar o deslocamento dos dentes de suas posições normais. A consideração da camuflagem requer um exame cuidadoso da estética facial final do paciente e da estabilidade oclusal.

A última opção de tratamento para uma discrepância esquelética grave é a cirurgia ortognática. Uma vez terminado o crescimento, a cirurgia torna-se o único meio de corrigir uma discrepância grave do maxilar.

O tratamento cirúrgico-ortodôntico (cirurgia ortognática) é atualmente uma abordagem de tratamento bem estabelecida e comummente utilizada em pessoas com discrepâncias esqueléticas graves que ultrapassam o âmbito do tratamento ortodôntico convencional. O tratamento combinado ortodôntico e cirúrgico tem como objetivo produzir relações esqueléticas faciais mais harmoniosas e melhorar a função oclusal.[3]

A cirurgia ortognática foi realizada pela primeira vez por Hullihen em 1848.[4] Desde a introdução da osteotomia sagital do ramo dividido da mandíbula por Trauner e Obwegeser em 1957, a era moderna da cirurgia ortognática começou.[5] O preparo ortodôntico pré-cirúrgico era incomum para pacientes que necessitavam de cirurgia ortognática até a década de 1960.[6] Em 1959, Skaggs[7] levantou a questão do tempo cirúrgico em relação ao tratamento ortodôntico. Sugere que uma relação interarcos satisfatória pode ser alcançada cirurgicamente se a cirurgia preceder o tratamento ortodôntico. Essa é a primeira referência documentada ao que é atualmente conhecido como "cirurgia primeiro". Com o avanço das técnicas cirúrgicas e o aumento do número de pacientes que optam por uma abordagem ortognática, o desejo do paciente e do clínico de obter resultados estéticos e oclusais ideais levou à abordagem de tratamento cirúrgico mais comum atualmente. Esta abordagem envolve a descompensação ortodôntica pré-cirúrgica das relações oclusais e a obtenção de um alinhamento dentário normal.

Os procedimentos ortodônticos pré-cirúrgicos geralmente produzem resultados satisfatórios e são considerados rotineiros.[5] O objetivo do tratamento ortodôntico pré-cirúrgico é revelar a verdadeira extensão das discrepâncias esqueléticas, colocando os dentes no osso basal correto[6], o que é feito durante o processo de descompensação dentária. No entanto, a descompensação completa pode não ser possível devido à função e força mastigatórias, bem como à compensação dentária espontânea, que ocorre ao contrário da descompensação iatrogénica.[7] É por isso que o tratamento ortodôntico pós-cirúrgico é geralmente necessário, além do tratamento pré-cirúrgico. Assim, na cirurgia ortognática convencional, existem duas fases de movimentação dentária ortodôntica: antes e depois da cirurgia ortognática.[8] No entanto, a cirurgia ortognática convencional apresenta problemas, como a piora temporária da aparência facial, o desconforto mastigatório durante a ortodontia pré-cirúrgica e a baixa qualidade de vida a longo prazo devido ao tratamento prolongado, para citar alguns, que desencorajam muitos pacientes durante o curso do tratamento.[9] Os doentes também enfrentam problemas psicológicos associados à demora na resposta às suas queixas e, como resultado de uma preparação ortodôntica prolongada, podem surgir complicações como cáries dentárias, recessão gengival, hiperplasia gengival e reabsorção radicular.[5]

Nos últimos anos, tem surgido uma tendência para a implementação de planos de tratamento que permitam uma mudança facial imediata. Assim, uma abordagem diferente, a abordagem surgery-first, consiste em proceder à cirurgia ortognática no início, sem preparação ortodôntica pré-cirúrgica, e a maior parte do tratamento ortodôntico é realizada no pós-operatório.[10]

O conceito de Surgery-first foi introduzido por Brachovogel[11] em 1991, com o objetivo de reduzir algumas das desvantagens e inconvenientes da ortodontia pré-cirúrgica.[4] Um benefício adicional foi demonstrado por pesquisas posteriores quando comparado com o esquema tradicional, os protocolos de cirurgia-primeira parecem reduzir o tempo total de tratamento e obter uma melhora imediata do perfil facial e da constrição das vias aéreas superiores. Behrman e Behrman[12] ilustraram o conceito de cirurgia primeiro metaforicamente com a sugestão de "construir a casa e depois mudar a mobília de lugar", em apoio à sua hipótese de que, quando a posição da mandíbula é corrigida, os tecidos moles circundantes normalizados - lábios, bochechas e língua - facilitarão a movimentação dentária pós-operatória, ajudando-os a se acomodar em melhor posição após a cirurgia e reduzindo a duração do tratamento ortodôntico. Este conceito de "cirurgia primeiro e ortodontia depois" é chamado de "SFOA" (Surgery-First-Orthognathic-Approach) ou "SFA" (Surgery-First approach). A abordagem Surgery First é uma metodologia alternativa à cirurgia ortognática convencional ("orthodontics - orthognathic surgery - orthodontics") em que se realiza diretamente uma cirurgia ortognática sem a preparação ortodôntica prévia, seguida de um tratamento ortodôntico pós-cirúrgico para atingir o alinhamento dentário final desejado. O conceito dessa técnica é que sem movimentação dentária prévia ou com mínima descompensação dentária por um período menor de tempo em casos de interferência oclusal, utiliza-se a cirurgia para alcançar rapidamente a melhora estética facial que geralmente é a principal queixa do paciente no início do tratamento.[5] Esses fatores podem levar a altas taxas de satisfação do paciente desde os estágios iniciais do tratamento e melhor cooperação durante a ortodontia pós-operatória.[12]

Os benefícios propostos para a cirurgia inicial levaram a uma aceitação crescente desses protocolos nas comunidades cirúrgica e ortodôntica.

<u>DESAFIOS ASSOCIADOS À CIRURGIA ORTOGNÁTICA CONVENCIONAL</u>

Os dentes humanos adaptam-se naturalmente ao seu ambiente local. Por exemplo, no caso de uma deformidade dentofacial de Classe III, os dentes inferiores tendem a inclinar-se para lingual e os dentes superiores tendem a reverter-se para vestibular, para produzir uma oclusão funcional. Ao contrário, em uma má oclusão de Classe II, os dentes inferiores tendem a se inclinar para baixo para compensar a posição retrognática da mandíbula em relação à maxila.[13]

A perceção que o paciente tem da desarmonia esquelética e dos problemas funcionais associados pode ser bastante diferente dos parâmetros que os profissionais de saúde utilizam para avaliar a estrutura esquelética e facial do paciente. Consequentemente, as expectativas do paciente em relação ao resultado cirúrgico podem ser significativamente diferentes das dos profissionais e, por vezes, irrealistas. Quando comparamos os pacientes de Classe II com os de Classe III, o desejo de melhoria funcional e estética é mais forte nos pacientes de Classe III. A oclusão da Classe II é frequentemente funcional, e os pacientes raramente sentem uma necessidade urgente de melhorias. Os pacientes podem mastigar com a dentição posterior na relação oclusal de Classe II, e podem funcionar com a dentição anterior simplesmente posicionando as mandíbulas anteriormente, a menos que existam outros problemas associados, como mordida aberta anterior, mordida profunda com impacto gengival no tecido palatino, etc. Por outro lado, os pacientes de Classe III podem ter dificuldades funcionais quando existe mordida cruzada anterior, e podem sofrer desgaste excessivo e lascamento dos incisivos quando estes estão numa relação de borda a borda. Os pacientes de Classe III geralmente estão bem conscientes da sua desarmonia facial e socialmente são considerados pouco atraentes.[14]

A abordagem convencional para a correção de anomalias esqueléticas tão graves consiste em três fases, que envolvem o tratamento ortodôntico pré-cirúrgico, seguido do procedimento cirúrgico ortognático e, por fim, a ortodontia pós-cirúrgica para finalizar o caso e regularizar a oclusão.[1]

Quando há compensação dentária, seja natural ou previamente produzida por tratamento ortodôntico, essas posições dentárias devem ser revertidas antes do reposicionamento cirúrgico dos maxilares. Quanto maior for a compensação dentária, menor será a magnitude do movimento dos maxilares que o cirurgião terá de efetuar para corrigir a discrepância esquelética. O termo *ortodontia reversa* é frequentemente usado em referência ao movimento deliberado dos dentes numa direção que parece piorar a oclusão inicialmente, quando se prepara a dentição para a cirurgia ortognática.[1] Acredita-se que o tratamento ortodôntico pré-cirúrgico seja necessário para a correção dos seguintes problemas: descompensação dentária, alinhamento das arcadas, coordenação das arcadas maxilar e mandibular e agravamento da curva de Spee. Esses procedimentos ortodônticos pré-cirúrgicos geralmente produzem resultados satisfatórios e são considerados rotineiros.[5] Entretanto, o tratamento ortodôntico pré-cirúrgico na cirurgia ortognática convencional tem sido criticado por ser a etapa mais demorada do tratamento.

Esta fase do tratamento pode ser muitas vezes difícil de suportar pelo paciente, tanto a nível funcional como estético. Este processo produz quase sempre uma má oclusão mais severa e um agravamento do perfil facial e da estética, como resultado da descompensação dentoalveolar. A oclusão do paciente torna-se muitas vezes gradualmente pior à medida que a dentição se desloca para uma posição mais óptima dentro de cada maxilar, não se coordenando necessariamente bem com as contrapartes opostas, causando assim dificuldades mastigatórias ao paciente.[14] Isto é ainda mais notório em pacientes de Classe III.

A remoção da compensação dentária natural nesses pacientes resulta, muitas vezes, no avanço do lábio inferior e na retrusão do lábio superior, que, juntos, acentuam a desarmonia dos tecidos moles. Considerando o fato de que os pacientes que desejam se submeter à cirurgia ortognática, muitas vezes, estão muito preocupados com a estética facial, o longo preparo ortodôntico pré-cirúrgico retarda a abordagem da queixa principal do paciente.[15]

Figura 2[15] mostra o tratamento ortodôntico-cirúrgico com mecânica convencional

A) Ilustração de uma deformidade de Classe III. (**B**) Agravamento do padrão facial de Classe III após preparo ortodôntico com movimentação distal dos incisivos inferiores (**seta**). (**C**) Final do tratamento com resultados bem equilibrados.

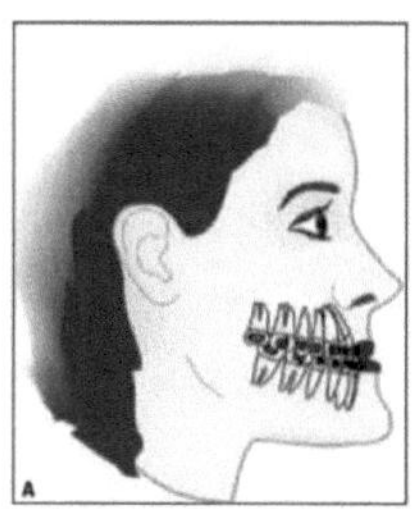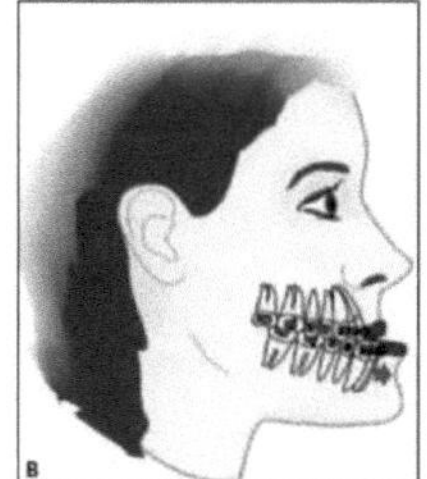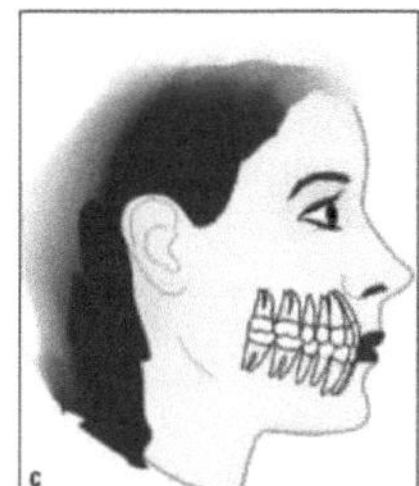

FIGURE 2

Preparar psicologicamente o paciente para essas mudanças negativas antes da descompensação ortodôntica pode ajudar a reduzir a ansiedade e a incerteza que o paciente pode ter que suportar durante o período descompensatório. Mesmo com esse conhecimento prévio, essas alterações podem afetar negativamente as funções diárias e causar um sofrimento significativo.[14]

Outro problema da fase ortodôntica pré-cirúrgica é que a direção do tratamento ortodôntico pré-cirúrgico é oposta à da compensação dentária natural. Portanto, o movimento ortodôntico pré-cirúrgico para descompensação dentária requer tempo para superar as forças naturais de compensação.[13] O tratamento ortodôntico pré-cirúrgico pode demorar mais de um ano, e a movimentação ortodôntica pode ser difícil quando se luta contra um ambiente funcional adverso.[14] A duração média dessa fase tem sido relatada entre 7 e 47 meses. A fase mais longa do tratamento pré-operatório, juntamente com os problemas acima mencionados, pode também agravar potencialmente a cárie dentária, os problemas periodontais e a reabsorção radicular.[6]

SURGERY FIRST ORTHOGNATHICS

O método histórico de abordagem cirúrgica para o tratamento de uma discrepância esquelética grave era apenas ortodôntico ou apenas cirúrgico. Foi então desenvolvido o conceito de iniciar o tratamento com a descompensação ortodôntica da má oclusão existente. Considerando as desvantagens desta abordagem, os investigadores desenvolveram a ideia da sequência Cirurgia-primeiro.

Ilustra de forma esquemática as três abordagens acima mencionadas

na figura 36

Orthodontics only
Pre-
treatment
Surgery only
Historical Methods
Orthodontic
decompensation
Surgery
Pre-
treatment
Conventional
Orthognathics
Surgery
Orthodontic
tooth movement
Pre-
treatment
"Surgery First"
Sequence

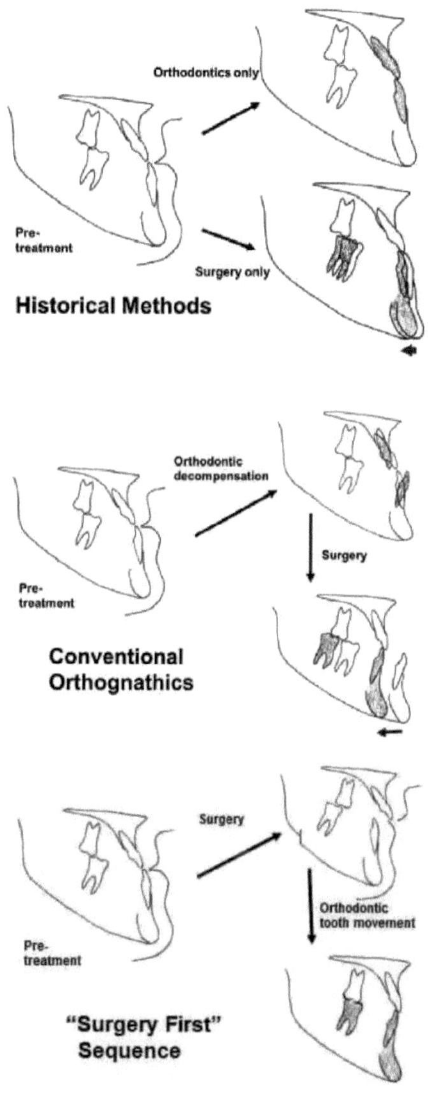

FIGURE 3

Os desafios envolvidos com o modelo convencional de três estágios da cirurgia ortognática deram origem a um novo conceito do que é conhecido como Ortognática "Surgery First". Em 1991, Brachvogel[11] destacou as vantagens da ortodontia pós-cirúrgica da seguinte forma:

1. O movimento ortodôntico não interfere nas respostas biológicas compensatórias.

2. Os movimentos dentários podem ser baseados num padrão esquelético já corrigido.

3. Algumas recaídas cirúrgicas podem ser tratadas durante o tratamento.

Um dos principais motivos para a realização da primeira cirurgia ortognática tem sido a redução do tempo de tratamento.[6] Tradicionalmente, vários estudos têm-se centrado na aceleração da ortodontia como resultado de procedimentos de corticotomia com ou sem aumento ósseo. Foi demonstrado que o tempo de tratamento ortodôntico diminui com o uso de procedimentos de osteotomia alveolar. Wilko *et al.*[1] propuseram que o mecanismo para essa diminuição no tempo de tratamento é o aumento da porosidade do osso cortical, que se traduz na diminuição da resistência à movimentação dentária.

O mesmo conceito pode ser aplicado à realização de cirurgia ortognática antes do início do tratamento ortodôntico. Justus *et al*[17] demonstraram que, durante o processo de cicatrização após a cirurgia ortognática, há um aumento do fluxo sanguíneo acima dos níveis pré-cirúrgicos. Esse aumento no fluxo sanguíneo facilita o processo de cicatrização e estimula a renovação óssea, o que pode potencialmente acelerar a movimentação dentária ortodôntica. Nos últimos anos, tem-se dado mais atenção a este assunto e cada vez mais casos estão a ser tratados com a abordagem "Surgery First". O conceito básico subjacente à ortognática "Surgery First" é a eliminação da fase ortodôntica pré-cirúrgica e a eliminação do desequilíbrio dos tecidos moles que acompanham a deformidade dentofacial.[6]

Considerações importantes na utilização desta técnica são:

1. Trata-se de uma abordagem complicada que requer uma cooperação estreita entre um ortodontista altamente experiente e o cirurgião ortognático.

2. A previsão da oclusão final desejada é uma tarefa muito difícil.

3. O cirurgião tem de ser suficientemente hábil para organizar os componentes esqueléticos de forma a corresponderem exatamente às posições esqueléticas e à oclusão previstas.

4. A fixação rígida é a chave para a implementação da primeira abordagem cirúrgica. Com a fixação convencional com fios, a mobilidade dos segmentos ósseos não permitiria uma posição estável do poste ósseo cirurgicamente. Assim, qualquer tentativa de movimento poderia potencialmente resultar em movimento dos componentes esqueléticos. A recidiva esquelética causada pela instabilidade oclusal pode ser parcialmente ultrapassada com uma fixação rígida.[18]

O seguinte caso de osteotomia segmentar demonstra os conceitos da técnica da primeira cirurgia. A Figura 4 mostra a apresentação inicial de um paciente com queixa principal de sorriso pouco atraente e dentes anteriores quebrados. Ao exame, foi constatado que a protrusão bimaxilar poderia ser resolvida com a extração dos primeiros pré-molares superiores e inferiores e procedimentos de osteotomia segmentar para retração dos segmentos dentoalveolares maxilar e mandibular. Após a realização da cirurgia modelo (Figura 5), optou-se por remover os dentes no momento da cirurgia e utilizar a abordagem surgery first. Os primeiros pré-molares superiores e inferiores foram extraídos no momento da cirurgia e os segmentos dentoalveolares anteriores foram recuados antes de se iniciar qualquer tratamento ortodôntico. Uma genioplastia de avanço foi realizada simultaneamente; a continuidade óssea entre os lados direito e esquerdo da mandíbula pôde ser mantida porque a dimensão vertical da sínfise mandibular era grande.

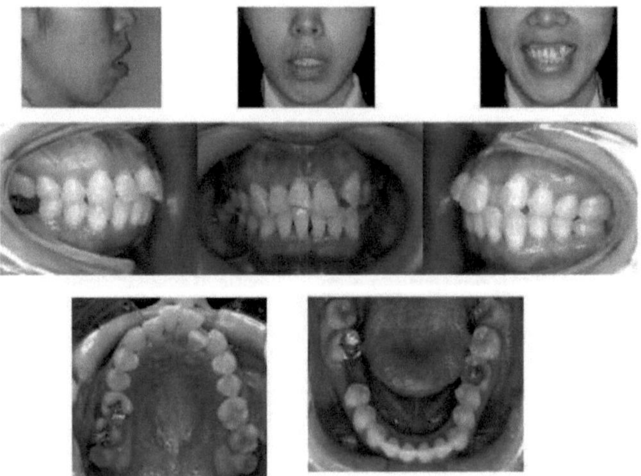

FIGURE 4

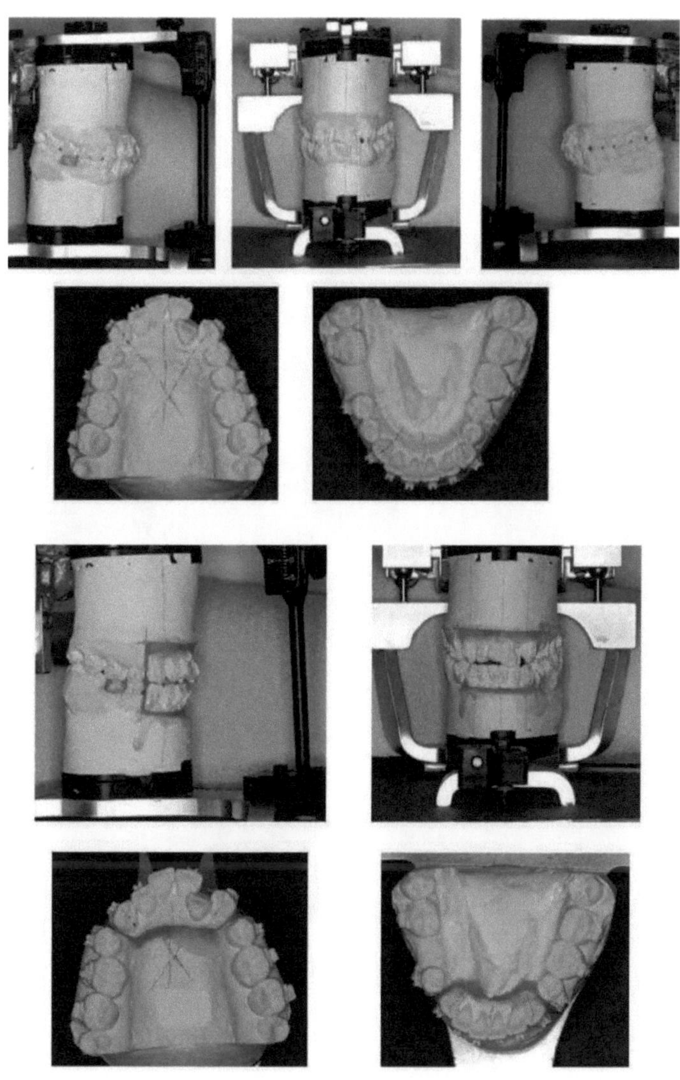

FIGURE 5. A) Initial Models   B) Model Set-up

A Figura 6 mostra o paciente imediatamente após a cirurgia. A oclusão imediatamente após a cirurgia mostra a mesma oclusão que foi prevista na cirurgia modelo. O tratamento ortodôntico foi iniciado 3 semanas após a cirurgia e o caso foi concluído em 15 meses. O tempo de tratamento neste caso foi maior do que os casos típicos de osteotomia segmentar anterior, devido à necessidade de correção da Classe II. Posteriormente, os dentes anteriores superiores foram restaurados para uma melhor estética. As imagens intrabucais e extrabucais finais são mostradas na Figura 7.

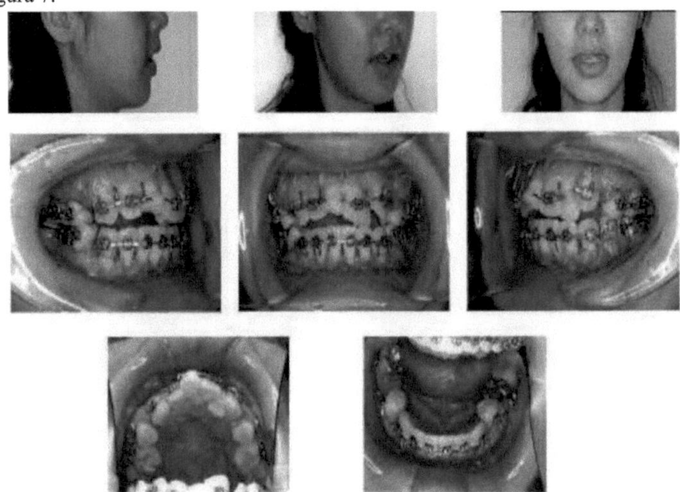

FIGURE 6

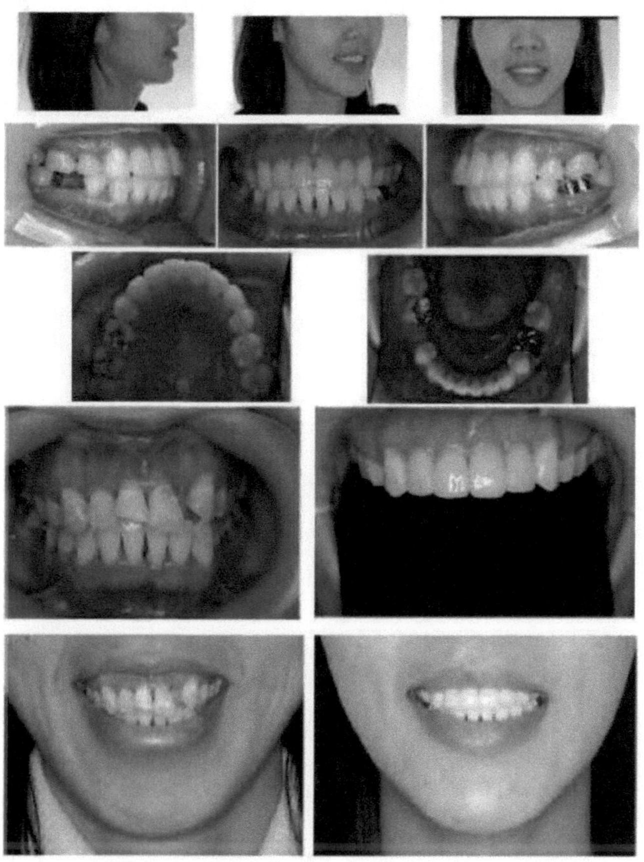

FIGURE 7

Ao efetuar a cirurgia primeiro, o doente ficou muito satisfeito com a redução da

protrusão assim que a cirurgia foi realizada. A redução do tempo de tratamento foi

uma vantagem adicional.

DIAGNÓSTICO

O diagnóstico, o planeamento do tratamento e a execução do tratamento são as etapas envolvidas no tratamento bem sucedido das más oclusões. O diagnóstico é a definição do problema. O planeamento do tratamento baseia-se no diagnóstico e é o processo de planeamento das alterações necessárias para eliminar os problemas. O planeamento do tratamento das alterações estéticas faciais é difícil, especialmente em termos da sua integração com a correção da mordida. Infelizmente, a correção da mordida nem sempre conduz à correção, ou mesmo à manutenção, da estética facial. Por vezes, no afã de corrigir a mordida, pode ocorrer um declínio do equilíbrio facial. Parte deste problema pode ser devido à falta de atenção à estética ou simplesmente à falta de compreensão do que é desejável como objetivo estético.[19]

Arnett afirmou que "A mordida indica um problema; a face indica como tratar a mordida". Os modelos, a análise cefalométrica e a análise facial em conjunto devem constituir as pedras angulares para um diagnóstico bem sucedido. Os modelos e o exame clínico da mordida indicam ao profissional que é necessária a correção da mordida. A análise facial identifica os traços faciais positivos e negativos e determina a forma como a mordida será corrigida para otimizar os objectivos estéticos faciais. Se o problema esquelético for suficientemente significativo para alterar o equilíbrio facial, é provável que o problema seja demasiado grave para ser corrigido com sucesso apenas com a movimentação dentária ortodôntica. A harmonia oclusal ideal é alcançada com as mudanças estéticas faciais desejadas, ditando quais procedimentos ortodônticos e cirúrgicos devem ser utilizados. Se a movimentação dentária ortodôntica não conseguir produzir as alterações faciais necessárias, então a cirurgia está indicada.[20] O diagnóstico orienta o cirurgião e o ortodontista quanto às necessidades do caso. No entanto, o diagnóstico não muda com o protocolo de cirurgia-primeira e é semelhante ao protocolo de cirurgia ortognática convencional.[15]

Cada ferramenta de diagnóstico contribui para a perceção do clínico dos problemas faciais e oclusais. Os modelos de estudo, o exame clínico e as cefalometrias de tecidos moles têm sido utilizados para orientar o tratamento facial. Em conjunto, estas ferramentas ajudam a formular um plano de tratamento preciso para a mordida e o rosto.[20]

OCLUSÃO E AVALIAÇÃO DO MOLDE DE ESTUDO

1.   Avaliação funcional oclusal:[21]

Os objectivos básicos da avaliação funcional oclusal são determinar a compatibilidade da oclusão cêntrica (CO) e da relação cêntrica (RC); observar a diferença entre a CO e a RC, se presente; observar qualquer mordida de conveniência ou deslizamento oclusal; e observar o espaço de repouso interoclusal.

2.   Estuda a análise do elenco

a)   Relação intra-arco - Observa a forma do arco e a simetria do arco, os dentes em falta, as rotações dentárias e os dentes sobre-erupcionados. Estuda as curvas oclusais maxilares e mandibulares. Determina-se o apinhamento e a necessidade de extracções. Estuda as discrepâncias de Bolton no tamanho dos dentes.

b)   Relação inter-arcos - A análise do molde de estudo também inclui o exame da sobressaliência e sobremordida dos incisivos, bem como a classificação dos ângulos dos molares e caninos. O clínico avalia a coordenação das linhas médias dentárias e mordidas cruzadas enquanto move os modelos dentários para a má oclusão de Classe I para ter uma ideia da compatibilidade geral da arcada.

O diagnóstico e o planeamento do tratamento das alterações faciais baseados apenas na análise do modelo não são fiáveis. Quando as alterações da mordida são baseadas apenas na avaliação do modelo, o resultado facial pode ser negativo. Os modelos são essenciais para estudar as relações intra-arcos e inter-arcos, mas não esclarecem os problemas faciais e, por conseguinte, não podem, por si só, orientar ou prever com exatidão as alterações faciais.[20]

AVALIAÇÃO DA ARTICULAÇÃO TEMPOROMANDIBULAR [21]

A articulação temporomandibular é um componente importante do mecanismo ortognático e deve ser examinada com cuidado. Condições patológicas podem estar presentes na articulação no início, desenvolver-se durante o tratamento, ou mesmo desenvolver-se muito tempo após o tratamento. Portanto, o clínico deve avaliar a articulação de forma diagnóstica e prognóstica antes do início do tratamento ortodôntico-cirúrgico. Um exame básico da ATM avalia 3 áreas:

a)   Movimentos mandibulares

b)   Sinais e sintomas da ATM

c)   Abertura da boca e desvios

A documentação cuidadosa do estado da ATM antes do tratamento é muito importante. O posicionamento correto do côndilo na fossa é uma parte crítica do procedimento cirúrgico ortognático e a informação recolhida na avaliação pré-tratamento pode ser útil durante a cirurgia. O paciente deve ser levado a compreender que a correção da deformidade dento-facial e da má oclusão não corrige necessariamente um problema da ATM.

AVALIAÇÃO RADIOGRÁFICA CEFALOMÉTRICA LATERAL

O exame clínico é extremamente importante e fornece informações tanto na vista de perfil como na vista frontal. No entanto, é subjetivo. A vantagem da cefalometria é que permite efetuar medições objectivas de estruturas e relações importantes.[20] A informação das radiografias cefalométricas laterais e (se indicado) posteroanteriores constitui uma parte importante da base de dados para o planeamento do tratamento cirúrgico ortognático. A análise cefalométrica lateral divide-se em análise dos tecidos moles, dos tecidos duros (análise esquelética) e das relações dentárias.

A cefalometria permite ao médico quantificar, classificar e comunicar; criar um plano de tratamento através de um objetivo de tratamento visual; ajudar a planear as extracções dentárias; monitorizar o progresso durante o tratamento; estudar alterações específicas durante e após o tratamento para avaliar os resultados do tratamento.[21]

A cefalometria de tecidos moles é um método que permite quantificar a desarmonia facial e identificar as suas causas subjacentes. Isto é extremamente importante porque, regra geral, consegue-se uma melhor estética facial se os problemas subjacentes forem identificados e tratados na origem. A cefalometria de tecidos moles examina o perfil e mede as alturas e as projecções da face.[20]

A análise cefalométrica de 2 planos é excelente para medir as posições e relações das partes da face. Para a análise, o paciente é avaliado na posição natural da cabeça, com os côndilos sentados, o primeiro dente em contacto e os lábios em repouso. As posições vertical e horizontal dos pontos de referência dos tecidos moles e duros são registadas em relação à posição natural da cabeça do paciente ou à linha vertical verdadeira. São registados os valores e desvios-padrão para homens e mulheres nas seguintes áreas: factores dentários e esqueléticos, espessuras dos tecidos moles, alturas faciais, projecções da linha vertical verdadeira e valores de harmonia.[20]

Os valores normais da análise cefalométrica dos tecidos moles são utilizados durante o planeamento do tratamento cefalométrico cirúrgico para localizar as estruturas dentárias e esqueléticas em posições que suportem o revestimento de tecidos moles numa posição de perfil equilibrada. Os factores dento-esqueléticos têm uma grande influência no perfil facial. Estes factores são alterados com o tratamento para produzir um perfil equilibrado e harmonioso. O perfil no final do tratamento é grandemente influenciado pela forma como o ortodontista e o cirurgião gerem os componentes dento-esqueléticos.[20]

PLANIFICAÇÃO 3D

Para um diagnóstico preciso, a obtenção de informações precisas a partir da imagiologia da região orofacial em 3 dimensões é absolutamente necessária para complementar o exame clínico e uma história médica e dentária exaustiva, especialmente no tratamento de más oclusões complexas com cirurgia ortognática.[22] Tradicionalmente, são utilizadas ferramentas 2D para tentar prever os movimentos cirúrgicos e ortodônticos tridimensionais (3D).[23]

Os problemas mais comuns com as imagens 2D são a distorção da imagem, erros de ampliação e erros de identificação de pontos de referência.[22] Com o planeamento convencional do tratamento para a cirurgia ortognática, utilizando imagens 2D, os resultados do tratamento têm sido relatados como sendo sub-óptimos, especialmente em pacientes que necessitam de correção de pitch, roll e yaw (ou seja, assimetria facial).[22] Além disso, não é fornecido um objetivo de tratamento visual 3D final para orientar a precisão cirúrgica e ortodôntica.[23] Para superar essas deficiências, a tomografia computadorizada de feixe cônico (TCFC) para obtenção de imagens da região craniofacial anuncia uma verdadeira mudança de paradigma de uma abordagem bidimensional para uma abordagem tridimensional (3D).[24]

A distorção da imagem e os erros na identificação dos pontos de referência são minimizados, e as medidas reais (medidas esqueléticas lineares, sobressaliência, sobremordida, espaçamento e largura das arcadas dentárias) podem ser obtidas com precisão.[22] A TCFC também permite uma visualização em 3D da anatomia craniofacial com possibilidades de segmentação da imagem, expandindo assim o papel da imagiologia desde o diagnóstico até à simulação dos procedimentos cirúrgicos e fabrico de talas cirúrgicas em cirurgia craniofacial.[22]

As técnicas de planeamento cirúrgico tridimensional assistido por computador para deformidades craniofaciais foram introduzidas por Xia et al. e Swennen et al. e permitem a análise 3D e um plano cirúrgico virtual, fornecendo informações para o fabrico de talas cirúrgicas fabricadas por computador sem a cirurgia de modelo convencional.[24] Também é possível visualizar o paciente virtual através da criação de um modelo de fusão integral que combina os dados de todos os 3 grupos de tecidos importantes utilizando um volume ósseo reconstruído por CBCT, modelos dentários digitais e uma imagem texturizada dos tecidos moles faciais.

Este modelo é altamente eficaz para diagnosticar com precisão o problema nos três planos espaciais.[22] Além disso, o modelo de fusão permitiu aos clínicos planear com precisão os movimentos cirúrgicos no ambiente virtual e gerar talas cirúrgicas altamente precisas utilizando a técnica de desenho assistido por computador/fabricação assistida por computador (CAD/CAM) para obter resultados de tratamento eficazes. Foi recentemente referido que os pacientes com assimetria facial que necessitavam de correção maxilar e mandibular (rotação em torno de um eixo vertical) apresentavam uma excelente precisão de posicionamento e orientação quando o planeamento cirúrgico assistido por computador era realizado. O tratamento planeado pode ser traduzido com precisão para o paciente utilizando a tecnologia de dobragem de arcos assistida roboticamente, melhorando assim possivelmente a eficiência e a qualidade geral do tratamento.[22]

Num estudo conduzido por Ngoc et al[23] , foram incluídos quinze pacientes com má oclusão de classe III esquelética, submetidos a cirurgia ortognática bimaxilar com abordagem cirurgia-primeira. Um modelo composto de crânio foi reconstruído usando dados de tomografia computadorizada de feixe cônico e estereolitografia a partir de um molde dentário digitalizado. Os procedimentos cirúrgicos foram simulados utilizando software e o plano virtual foi transferido para a sala de operações utilizando talas impressas em 3D. A Figura 8 mostra o planeamento cirúrgico virtual de um homem de 25 anos com má oclusão esquelética de Classe III, maxila retrognática e mandíbula prognática (a, b). Pré-operatório: foram desenhadas as linhas de corte da osteotomia Le Fort I e da BSSO (c, d). Reposição pós-operatória planeada dos segmentos distais da maxila e da mandíbula. Concluíram dizendo que a combinação da SFA com o planeamento virtual 3D CBCT permite-nos adquirir simetria nas estruturas anatómicas com grande precisão, aumentando significativamente a gestão do tratamento.

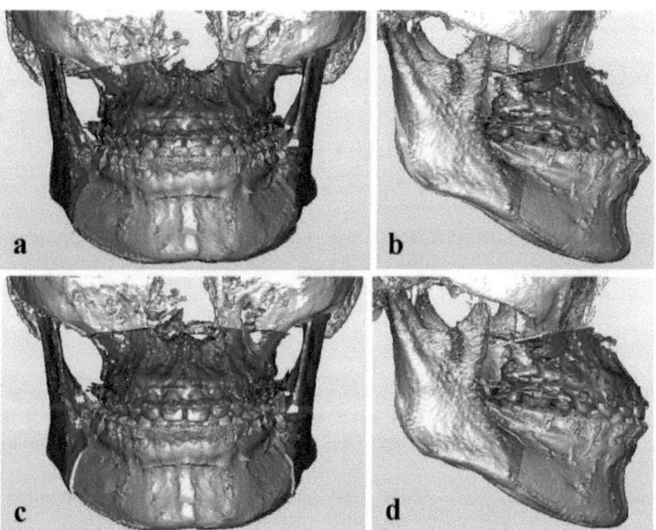

FIGURE 8

A Figura 9 mostra o plano cirúrgico virtual tridimensional do paciente: osteotomia segmentada Le-Fort I com expansão maxilar, avanço e impactação anterior. A mandíbula foi planejada para uma osteotomia sagital dividida bilateral com avanço e genioplastia deslizante lateral (movimento de guinada). A rotação do complexo maxilomandibular no sentido anti-horário foi o resultado dos movimentos planeados

A má oclusão provisória após a cirurgia reflecte uma ligeira mordida aberta anterior, relações de caninos de Classe I e um overjet adequado.

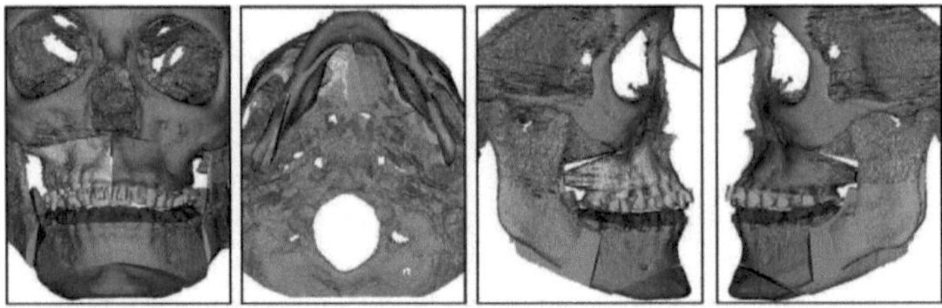

FIGURE 9

No entanto, esta combinação requer uma abordagem de equipa adequada entre o cirurgião e o ortodontista, de modo a realizar um planeamento cirúrgico preciso.

Assim, a fusão de tecnologias e técnicas relativamente novas, tais como o planeamento cirúrgico baseado em CBCT 3D, o fabrico de talas assistido por computador e a abordagem "surgery first", pode tornar a cirurgia ortognática mais eficiente e eficaz para os doentes e para a equipa cirúrgico-ortodôntica.[22]

<u>INDICAÇÕES E CONTRA-INDICAÇÕES</u>

<u>INDICAÇÕES</u>

A abordagem "surgery first" pode ser utilizada para tratar uma variedade de casos, dependendo das características específicas da má oclusão e da deformidade dentofacial. No entanto, existem determinados critérios que podem tornar um caso num caso ideal de cirurgia inicial.[6]

1.   Apinhamento ligeiro a moderado,

2.   Curva de Spee plana a ligeira

3.   Proclinação/retroclinação normal a ligeira dos incisivos superiores e inferiores

4.   Discrepâncias transversais mínimas

Apesar de a técnica da cirurgia-primeira poder ser aplicada tanto a más oclusões de Classe II como de Classe III, a maioria dos casos tratados com esta abordagem são casos com má oclusão de Classe III que cumprem os critérios acima referidos. Uma possível explicação é que uma relação esquelética de Classe III resulta num desequilíbrio mais pronunciado dos tecidos moles. Muitas vezes, as deformidades esqueléticas de Classe II podem ser mascaradas quando o paciente desloca a mandíbula para a frente, mas o deslocamento equivalente da mandíbula para trás para mascarar as deformidades de Classe III é fisicamente impossível.

As figuras abaixo ilustram um caso ideal que foi tratado com a primeira abordagem cirúrgica. Paciente apresentou-se aos 22 anos de idade para tratamento ortodôntico. Após o planeamento do tratamento do caso e a realização da cirurgia de modelo, foi indicada a primeira abordagem cirúrgica. Os dentes foram colados e os arcos passivos de aço inoxidável foram colocados alguns dias antes da cirurgia. Foi realizada uma cirurgia ortognática de dois maxilares e o paciente retornou cinco semanas após a cirurgia para o início do tratamento ortodôntico. Como a discrepância esquelética não estava mais presente, o caso pôde ser tratado posteriormente como um caso esquelético de Classe I.

A: Apresentação inicial (Figura 10)

B: Cirurgia modelo (Figura 11)

C: Registos de progresso no início do tratamento ortodôntico (Figura 12)

D: Registos de progresso após 8 meses de tratamento ortodôntico (Figura 13)

E: Pós-tratamento (Figura 14)

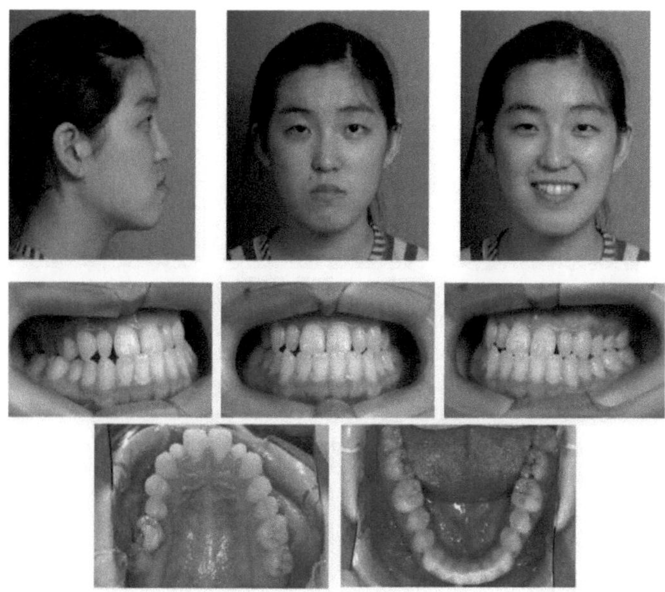

FIGURE 10

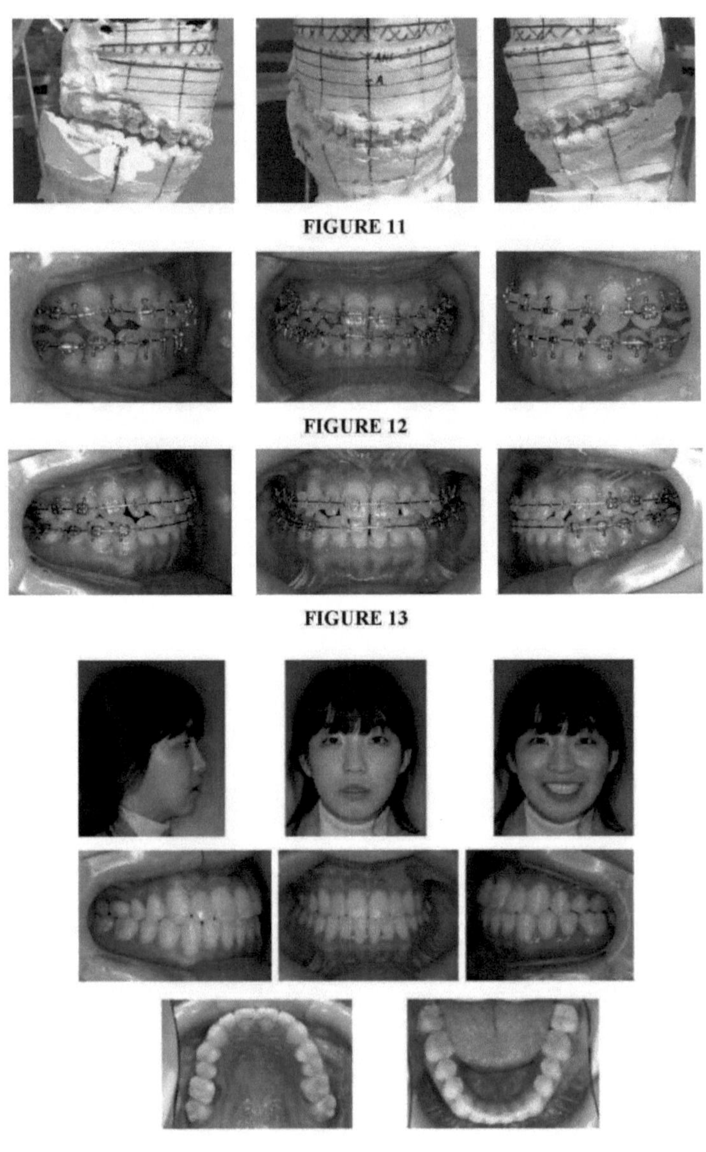

FIGURE 11

FIGURE 12

FIGURE 13

FIGURE 14

Qualquer condição oclusal com potencial para comprometer o procedimento cirúrgico ou o resultado clínico é considerada uma contraindicação para a abordagem cirúrgica.[25] Estas condições incluem:

1.   Apinhamento dentário grave que necessita de extracções

2.   Assimetria facial significativa com compensações dentárias tridimensionais (3D) ou desvio do queixo

3.   Discrepância transversal grave que exigiu uma expansão palatina rápida assistida cirurgicamente

4.   Discrepância do arco

5.   Má oclusão de Classe II Divisão 2 com sobremordida

Um historial de traumatismo facial ou cirurgia ortognática, deformidade dento-facial sindrómica ou relacionada com fenda, infeção local, problemas periodontais agudos, doença da articulação temporomandibular e qualquer outra condição médica capaz de prejudicar o potencial de cicatrização também foram considerados uma contraindicação.

DIRECTRIZES PARA A PRIMEIRA ABORDAGEM CIRÚRGICA

ORIENTAÇÕES GERAIS[10]

1.   As dentições superior e inferior são coladas e ligadas, mas não são colocados fios de arcada. Os arcos ortodônticos são colocados 1 semana a 1 mês após a cirurgia para o alinhamento, enquanto que os ossos maxilares osteotomizados são mantidos de forma estável pela fixação rígida.

2.   Para a cirurgia modelo, a maxila e a mandíbula são colocadas numa relação molar adequada e com uma sobremordida positiva. A relação molar pode ser estabelecida em Classe I em casos de não-extração ou extração do primeiro pré-molar bimaxilar, Classe III em casos de extração do primeiro pré-molar inferior e Classe II em casos de extração do primeiro pré-molar superior. Uma vez estabelecida a relação molar, o overjet também deve ser determinado.

3.   O tratamento ortodôntico pós-cirúrgico pode ser iniciado com 1 semana a 1 mês de pós-operatório, aproveitando o fenômeno da movimentação dentária ortodôntica acelerada no pós-operatório. Para a manutenção da posição óssea da mandíbula durante a movimentação dentária ortodôntica, podem ser utilizados aparelhos ortopédicos, como a máscara facial ou a mentoneira para pacientes Classe III.

DESCOMPENSAÇÃO ANTERO-POSTERIOR E VERTICAL EM CASOS DE CLASSE III

Na primeira abordagem da cirurgia, os incisivos podem ser posicionados ortodonticamente ou cirurgicamente após a cirurgia, em contraste com o posicionamento ortodôntico numa inclinação adequada no osso de suporte para mostrar a verdadeira extensão da discrepância esquelética antes da cirurgia na cirurgia convencional.

1. Para incisivos superiores proclinados:

Pode ser alcançado através de 2 métodos:

•   Extração dos primeiros pré-molares superiores e osteotomia segmentar anterior

•   Rotação da maxila no sentido dos ponteiros do relógio através da osteotomia Le Fort I para corrigir a inclinação do incisivo superior.

A segunda abordagem é recomendada porque a primeira abordagem pode ter a desvantagem da falta de um antagonista oclusal nos segundos molares inferiores.

A Figura 15 mostra a rotação da maxila no sentido dos ponteiros do relógio através da osteotomia Le Fort I para corrigir a inclinação do incisivo superior.

2.   Para incisivos inferiores moderadamente retroinclinados e apinhados:

Pode ser conseguido colocando os molares numa relação de Classe I com um overjet incisivo excessivo, e depois os incisivos inferiores podem ser alinhados no pós-operatório para obter um overjet normal. Um exemplo é mostrado na **Figura**

16.

3.   Para incisivos inferiores severamente retroinclinados e apinhados:

Pode ser conseguida através da extração dos primeiros pré-molares inferiores e da osteotomia segmentar anterior, colocando os molares numa relação molar de Classe III com uma sobressaliência incisiva excessiva, e depois os incisivos inferiores podem ser alinhados no pós-operatório para obter uma sobressaliência normal.

4.   Para uma curva mandibular de Spee moderada a profunda num caso de Classe III:

Neste caso, é melhor nivelar a mandíbula no pré-operatório ou cirurgicamente através de osteotomia segmentar anterior para evitar a rotação da mandíbula para cima e para a frente no pós-operatório. A rotação da mandíbula para a frente e para cima melhora a projeção do mento num caso de retrognatismo mandibular de Classe II, mas piora a projeção do mento num caso de prognatismo mandibular de Classe III. Para evitar a rotação da mandíbula para cima e para a frente no pós-operatório, em alternativa, os incisivos inferiores podem ser intruídos e os incisivos superiores podem ser extruídos ao mesmo tempo no pós-operatório.

5.   Para evitar a recidiva do esqueleto mandibular nos primeiros 3 meses de pós-operatório, pode ser aplicada uma tampa de queixo, como mostra a **Figura 17**.

DESCOMPENSAÇÃO ANTERO-POSTERIOR E VERTICAL EM CASOS DE CLASSE II

1.   Para uma curva mandibular de Spee moderada a profunda e incisivos inferiores proclinados em retrognatismo mandibular de Classe II:

•   O segmento anterior da mandíbula pode ser nivelado e intruduzido cirurgicamente através de uma osteotomia segmentar anterior para que a mandíbula possa avançar corretamente.

• Em alternativa, a mandíbula pode ser avançada cirurgicamente para uma relação de incisivos de borda a borda e sem contacto oclusal nos dentes posteriores, e depois, no pós-operatório, os dentes anteriores da mandíbula podem ser intruídos ortodonticamente para que a mandíbula rode para cima e para a frente para um contacto oclusal posterior e uma melhor projeção do queixo (**Figura 18**)

COORDENAÇÃO DO ARCO TRANSVERSAL

Na abordagem "surgery-first", as larguras intercaninos e intermolares das dentições superior e inferior são coordenadas pela cirurgia ou pelo movimento dentário ortodôntico pós-operatório, em contraste com

A coordenação do arco é feita no pré-operatório ou cirurgicamente na abordagem convencional.

1. Para um maxilar largo com uma discrepância transversal superior a um molar de cada lado:

Podem ser coordenados cirurgicamente através de uma osteotomia Le Fort I de 3 peças do maxilar.

2. Para um maxilar largo com uma discrepância transversal inferior à largura de um molar de cada lado:

Eles poderiam ser coordenados por movimentação ortodôntica pós-operatória. Isso pode ser feito estabelecendo-se a inclinação vestibular das cúspides palatinas dos molares superiores ocluindo na inclinação lingual das cúspides vestibulares dos molares inferiores de ambos os lados. O overjet vestibular excessivo seria resolvido no pós-operatório pela força oclusal ou pela mentoneira vertical, ou ortodonticamente por um arco transpalatino constritor de Beta-titânio de 0,032", num curto espaço de tempo, devido ao fenómeno de movimentação dentária ortodôntica acelerada no pós-operatório. Um exemplo é mostrado na **Figura 19**

3.   Para um maxilar estreito:

A expansão rápida do palato assistida cirurgicamente pode ser o tratamento de eleição.

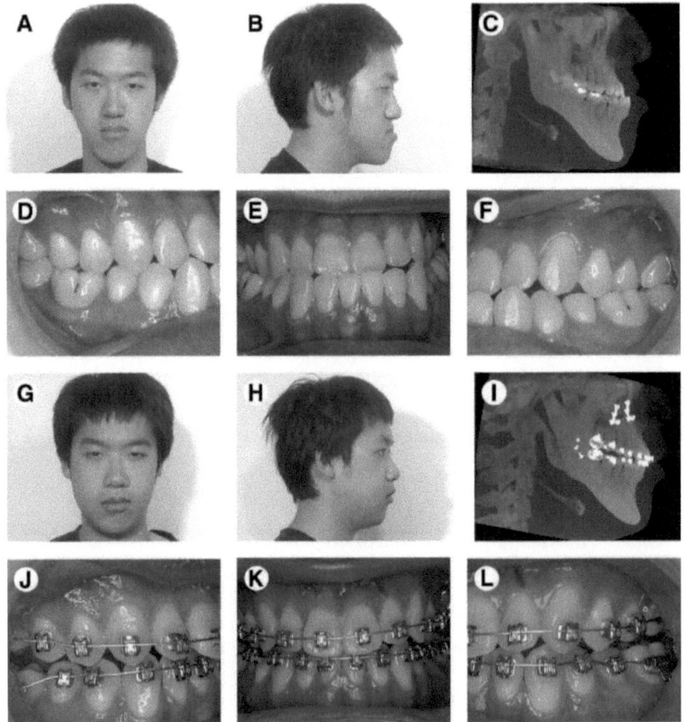

FIGURE 15

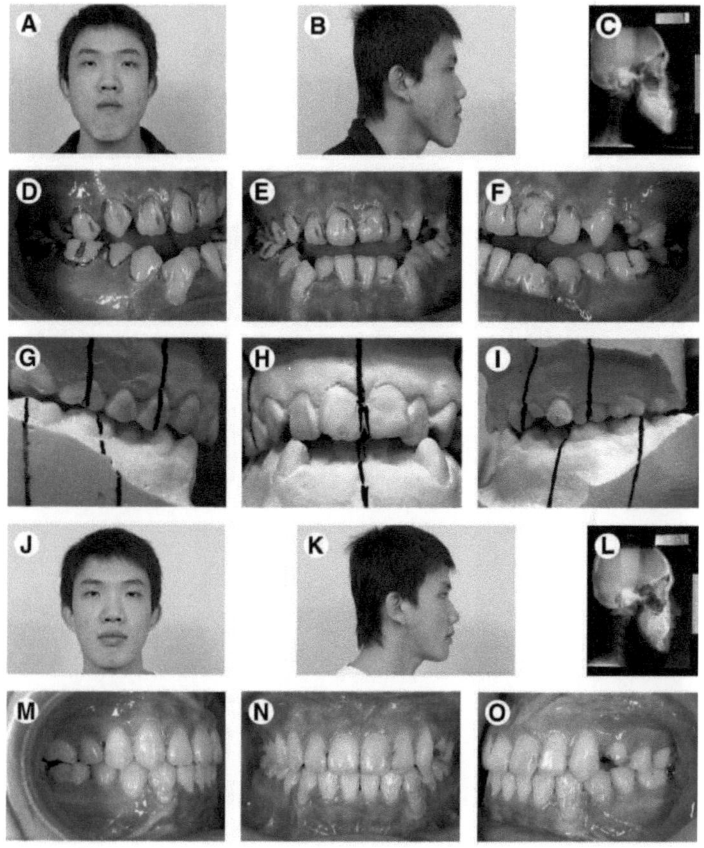

FIGURE 16

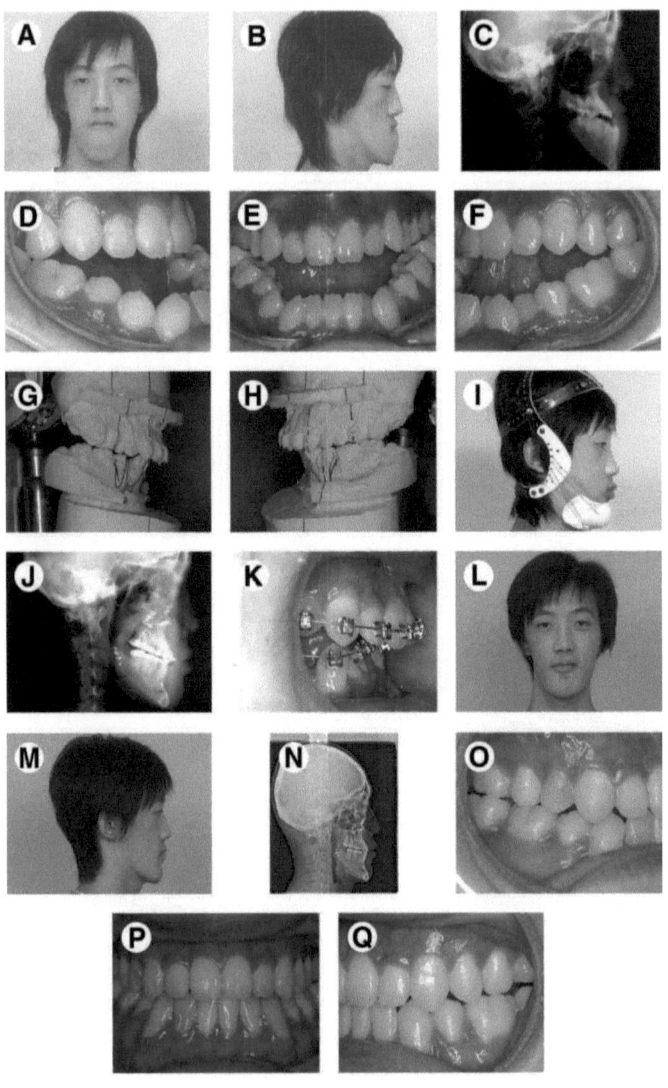

FIGURE 17

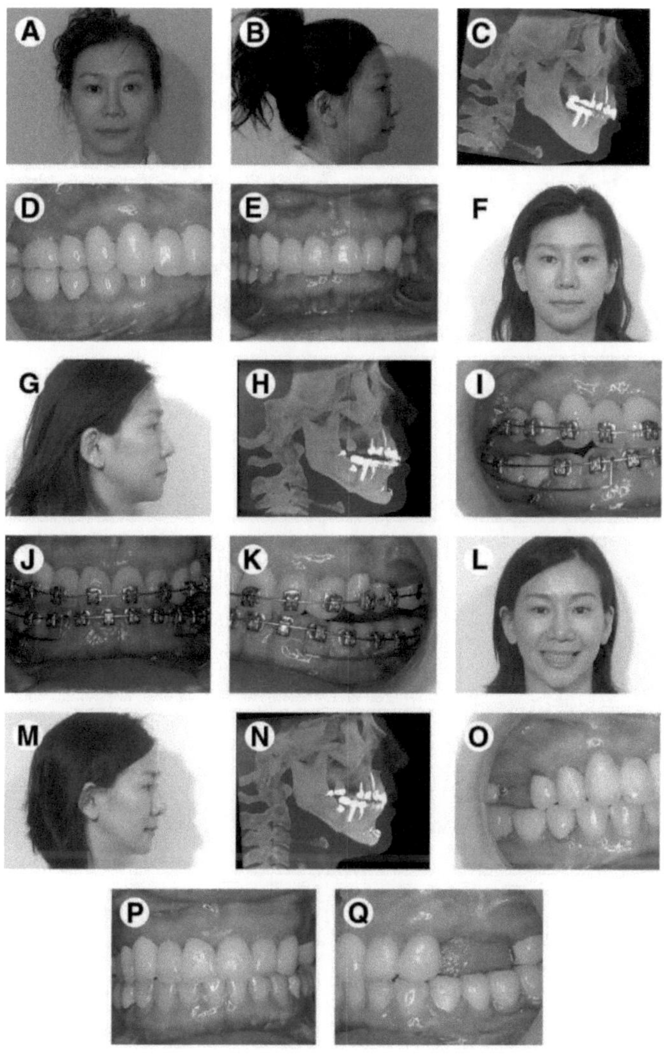

FIGURE 18

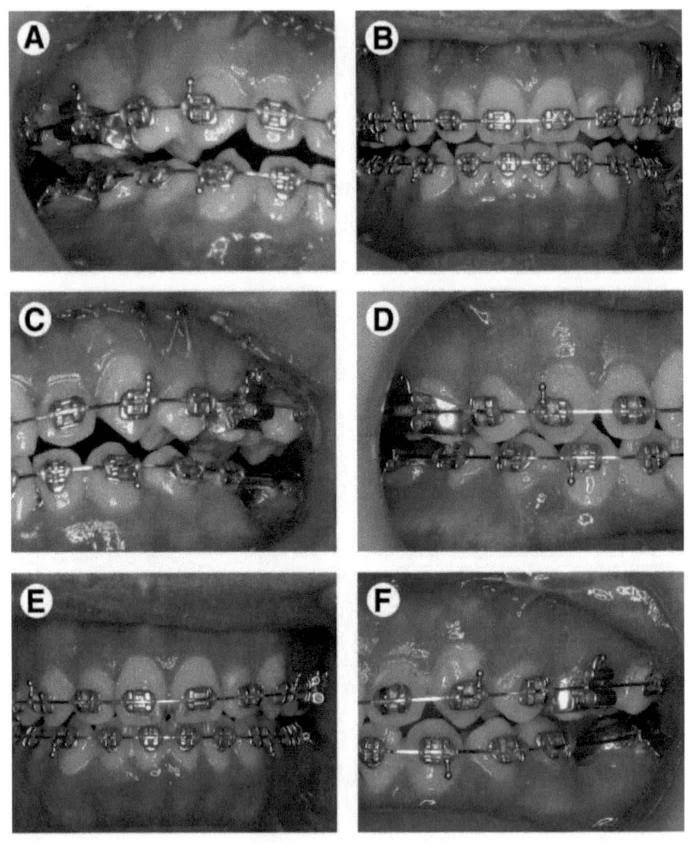

FIGURE 19

<u>VARIAÇÃO DO PROTOCOLO</u>

A OFS pode, potencialmente, produzir uma oclusão pós-cirúrgica semiplana, quando comparada com a abordagem cirúrgica ortognática convencional, devido à sua sequência sem tratamento ortodôntico pré-cirúrgico. Portanto, uma fixação rígida após a cirurgia tem sido sugerida para manter a estabilidade da oclusão no pós-operatório. Além disso, a fim de prever o grau de tratamento ortodôntico pós-operatório, é fabricado um modelo de configuração num laboratório dentário. Embora a sequência do tratamento seja semelhante, estão a ser utilizados diferentes protocolos para preparar o paciente para a cirurgia, realizar o procedimento cirúrgico e iniciar o tratamento ortodôntico.[5]

A SFA divide-se em 3 etapas distintas:[5]

1. Procedimento pré-operatório

2. Procedimento cirúrgico

3. Procedimento pós-cirúrgico

4.1. <u>PROCEDIMENTO PRÉ-OPERATÓRIO</u>

Os ortodontistas têm frequentemente as suas próprias preferências personalizadas que se desenvolveram ao longo dos seus anos de prática. Na maioria dos casos, os brackets e os fios são colocados imediatamente antes da cirurgia. Enquanto alguns clínicos preferem ligar o fio diretamente à superfície dos dentes, outros optam por utilizar os acessórios ortodônticos convencionais. Embora a colagem do fio diretamente aos dentes seja muito rápida, torna a ortodontia pós-cirúrgica um problema, uma vez que os dentes têm de ser colados nessa altura. Dado o período de cicatrização após a cirurgia, é muito difícil colocar os brackets nos dentes, minimizando o desconforto do paciente.[2]

4.1.1. TEMPO:

Sugawara[27] e Nagasaka[28] recomendaram que os aparelhos ortodônticos fixos devem ser colocados imediatamente antes da cirurgia, mesmo quando se utiliza uma abordagem cirúrgica inicial. Mas o problema é que, quando os braquetes são colocados imediatamente antes da cirurgia, a força de ligação do braquete aos dentes pode ser fraca e não resistir à força de fixação intermaxilar. Chung ChihYu[29] e Villegas[30] recomendam que os braquetes sejam colocados uma semana antes da cirurgia ortognática. Ellen Wen Ching[31] recomendou a colocação dos braquetes 1 mês antes da cirurgia.

4.1.2. ESTABILIZAÇÃO/ARCOS INICIAIS:

Diferentes tipos de fios estão a ser utilizados pelos ortodontistas em todo o mundo antes da cirurgia. Ao contrário dos casos de cirurgia ortognática convencional, nos primeiros tratamentos cirúrgicos ainda não foram realizados o nivelamento e o alinhamento, o que dificulta muito a colocação do fio. As preferências de diferentes autores são:

1. Alguns ortodontistas preferem colocar um fio passivo de aço inoxidável que foi dobrado e adaptado a cada dente para evitar qualquer movimento dentário. Tem sido sugerida a utilização de brackets com ranhuras de 0,022, bem como fios passivos de aço inoxidável com dimensões de 0,017 polegadas x 0,025 polegadas.

2. Outros ortodontistas que utilizam a abordagem "surgery first" optaram por

utilizar fios de níquel-titânio no momento da cirurgia.

3. Alguns ortodontistas preferem não colocar quaisquer fios na altura da cirurgia.

A maioria dos autores utilizou fios estabilizadores antes da cirurgia. Alguns utilizaram fios de NiTi e outros fios de aço inoxidável. Liou et al.[10] não colocaram nenhum fio ortodôntico antes da cirurgia. Ching et al. utilizaram fio de NiTi superelástico 0,016 x 0,022". Carlos et al. optaram por utilizar fios de níquel-titânio de 0,16" x 0,16" no momento da cirurgia. O uso de fios de níquel-titânio traduz-se em movimentação dentária imediata após a cirurgia, o que pode ser uma vantagem. Entretanto, ao fazer isso, o ortodontista perde a oportunidade de observar a estabilidade da correção cirúrgica antes de iniciar a movimentação dentária. O fenômeno de aceleração rápida, além de afetar a movimentação dentária, também pode afetar o osso alveolar. Por isso, alguns autores sugerem não utilizar esses fios ou elásticos imediatamente após a cirurgia, para evitar movimentos indesejados do processo alveolar, e esperar cerca de 4 a 6 semanas após a cirurgia.[5] Sugawara e Nagasaka[27,28] preferem fios SS de 0,18 "x0,25" e fios SS de 0,19 "x0,26" com slot de 0,022, que se adaptam a todos os dentes para evitar qualquer movimento dentário. O slot completo suporta as forças resultantes da fixação intermaxilar. Os brackets têm ganchos ou o fio de latão (lugs) é soldado ao fio do arco para a fixação dos fios, podendo também ser utilizados ganchos Kobayashi. Ocasionalmente, podem ser necessários parafusos intermaxilares.

2 protocolos normalmente utilizados para os primeiros casos de cirurgia são:[6]

PROTOCOL 1	PROTOCOL 2
.022 bracket slots	0.018 brackets No brackets (wires bonded directly to teeth)
0.017 x 0.025 stainless steel passive wires prior to surgery	Nickel titanium wires No wires
Heavy intermaxillary elastics full time for 2-3 weeks, then check if teeth go into splint smoothly without elastics Release splint from maxilla but patient continues to use splint and simple elastics	No use of splints after surgery (splints only used during surgery) Use of splint 4 weeks after surgery
If mandible is stable, at 5-7 weeks start moving teeth with NiTi or copper NiTi	Start moving teeth soon after surgery (less than 1 month)

4.1.3.   TALAS NA SFOA

O uso da tala cirúrgica durante e após a cirurgia também varia entre os diferentes ortodontistas. Enquanto alguns defendem o uso da tala apenas durante a cirurgia, outros grupos defendem seu uso entre uma e quatro semanas após a cirurgia. Nagasaka et al.[28] têm utilizado talas removíveis do tipo Gelb no pós-operatório. A preferência deles é deixar a tala por cerca de 4 a 6 semanas após a cirurgia e, se for observada mordida aberta, usar elástico entre a tala e os mini-parafusos ou deixar a tala por um período maior. Sugawara et al[27] modificaram o splint cirúrgico para um splint oclusal maxilar removível, que foi utilizado para estabilizar a posição da mandíbula e a função mastigatória.

4.1.4.   PROCEDIMENTOS LABORATORIAIS

Os "modelos de preparação" são utilizados para prever e simular as posições dentárias e a coordenação da arcada para a decisão sobre o movimento cirúrgico da mandíbula. Liou *et al.* " sugeriram a preparação de modelos cirúrgicos em relações molares correctas com uma sobremordida positiva, o que é oposto à abordagem convencional que utiliza incisivos descompensados como guia para prever a oclusão final. Além disso, sugeriram como configurar modelos em várias circunstâncias. Por exemplo, um caso sem extração poderia ser configurado com uma relação molar de Classe I; no caso de extracções de primeiros pré-molares inferiores, os molares poderiam ser configurados numa relação de Classe III; e configurar molares de Classe II em casos de extracções de primeiros pré-molares superiores.

4.2.   <u>**PROCEDIMENTO CIRÚRGICO**</u>

Em 2011, Liou *et al*[1] ° sugeriram directrizes específicas para a utilização da SFOA no tratamento de casos de Classe III esquelética e Classe II esquelética em três dimensões: vertical, sagital e transversal. Estas foram discutidas em pormenor no capítulo "Orientações para a primeira abordagem cirúrgica". Foi sugerido tratar alguns casos de mordida profunda com osteotomia subapical, osteotomia segmentar anterior ou tratar com aparelho ortodôntico pós-cirúrgico para corrigir interferências dentárias. No entanto, ao aplicar a abordagem SFOA, a correção da discrepância vertical pela impactação anterior ou posterior da maxila pode criar uma rotação anterior ou posterior da mandíbula, que irá melhorar ou piorar o perfil de Classe II ou Classe III esquelética. No entanto, Baek *et al*[3] sugeriram que a impactação posterior da maxila pode diminuir a interferência oclusal e aumentar a quantidade de rotação mandibular para trás. Nagasaka *et al.* e Sugawara *et al.*[27,28] utilizaram talas cirúrgicas removíveis que consistem em uma barra lingual e grampos esféricos. O esmerilhamento da superfície oclusal do splint durante o uso de elásticos intermaxilares pode permitir que os dentes opostos sejam extruídos e verticalizados. Se a parte anterior da tala tem cobertura acrílica, depende da necessidade do ortodontista de prevenir a extrusão dos incisivos ou permitir a erupção dos dentes anteriores. Por exemplo, a tala tipo Gelb é sugerida para manter a intrusão dos dentes posteriores, pois possui cobertura acrílica apenas sobre a oclusal dos dentes posteriores. Esse desenho levará à rotação mandibular para cima e para frente e ao avanço do queixo.

4.3.   **PROCEDIMENTO PÓS-OPERATÓRIO**

Os objetivos do tratamento ortodôntico após a cirurgia na técnica SFOA são o alinhamento dentário, a coordenação das arcadas e permitir o assentamento oclusal, que juntos podem levar mais 6-12 meses. Esse período pode acelerar a movimentação dentária ortodôntica, principalmente após a cirurgia ortognática, pois há um aumento do fluxo sanguíneo do osso alveolar durante o processo de cicatrização, com estímulo à renovação óssea, denominado Fenômeno Aceleratório Regional. Leelasinjaroen *et al"* sugeriram que o tratamento ortodôntico pós-cirúrgico pode ser iniciado com uma semana a um mês de pós-operatório.

Kim *et al.*[3] sugeriram aguardar de quatro a seis semanas. A tala cirúrgica e as fixações intermaxilares devem ser removidas para a movimentação dentária. Nagasaka *et al.*[2] completaram o tratamento ortodôntico pós-operatório em aproximadamente 1 ano. Sugawara *et al.*[27] removeram a terapia ortodôntica fixa após 9 meses. Villegas *et al." removeram* os aparelhos fixos 7 meses após a cirurgia.

O tempo de tratamento foi aproximadamente 6-12 meses mais curto usando a abordagem surgery-first em comparação com a abordagem conventional orthodontics-first. Apenas um estudo 15 descreveu tempos de tratamento similares (aproximadamente 1,5 anos) para ambas as abordagens. O período de interdigitação pós-operatória é de cerca de 2-3 meses. Durante esse período, os ortodontistas estabelecem rapidamente a oclusão entre os molares superiores e inferiores e ajustam a largura das áreas molares.

Gestão de riscos: A remoção da bolacha, imediatamente após a cirurgia ortognática, pode apresentar contacto prematuro, diferença entre a largura dos molares, etc., o que pode resultar numa mordida aberta. Por isso, enquanto o paciente usa a bolacha, os ortodontistas fazem o ajuste da tala oclusal e o uso de elástico no paciente. O tratamento ortodôntico começa 2 semanas após a cirurgia.

<u>REDUZ O TEMPO DE TRATAMENTO</u>

Embora o tratamento ortodôntico pré-cirúrgico tenha sido aceite como um processo necessário para a correção ortognática estável antes da cirurgia, os recentes avanços na simulação pré-cirúrgica da gestão ortodôntica utilizando modelos dentários mostraram que é possível realizar uma abordagem ortognática cirurgia-primeira sem tratamento ortodôntico pré-cirúrgico.[13] O tempo de tratamento reduzido na abordagem cirurgia-primeira pode ser atribuído a dois factores principais:

1.   A resolução do desequilíbrio esquelético e dos tecidos moles antes do início do movimento dentário, facilitando assim a compensação natural durante a fase ortodôntica pós-cirúrgica

2.   O fenómeno de aceleração regional.

A resolução do desequilíbrio esquelético e dos tecidos moles através da cirurgia permite que o ortodontista movimente os dentes em um envelope esquelético e de tecidos moles normal, o que facilita o movimento ortodôntico.[6] Um tônus mais favorável dos tecidos moles após a correção esquelética pode levar a um efeito sinérgico entre a força ortodôntica e a recém-estabelecida força adaptativa do lábio e da língua na direção do movimento dentário durante a ortodontia pós-operatória, diminuindo o tempo de compensação total. A diminuição temporária da atividade muscular, da força de mordida e da pressão oclusal, durante algumas semanas após a cirurgia, pode ser um fator facilitador adicional.[25]

Por exemplo, num padrão esquelético de Classe III, a relação entre o maxilar superior e inferior não é a ideal. O desequilíbrio entre os dois maxilares resulta numa compensação dentoalveolar que, ao longo da vida do indivíduo, tenta minimizar e mascarar a deformidade esquelética, mantendo o contacto entre os dentes. Isto resulta frequentemente na proclinação dos incisivos superiores e na retroclinação dos incisivos inferiores, numa tentativa de minimizar o overjet negativo.

A Figura 20 ilustra a apresentação inicial de um paciente do sexo masculino. Apresentava uma relação esquelética de Classe III, camuflada por incisivos superiores proclinados e incisivos inferiores ligeiramente retroinclinados. A mordida aberta anterior estava presente e o queixo estava desviado para o lado direito. Esta compensação deu-lhe o melhor perfil de tecidos moles e oclusão biologicamente possível com esta desarmonia esquelética. Este caso poderia ser tratado de duas formas, ou através de cirurgia ortognática convencional, ou através de uma primeira abordagem cirúrgica.

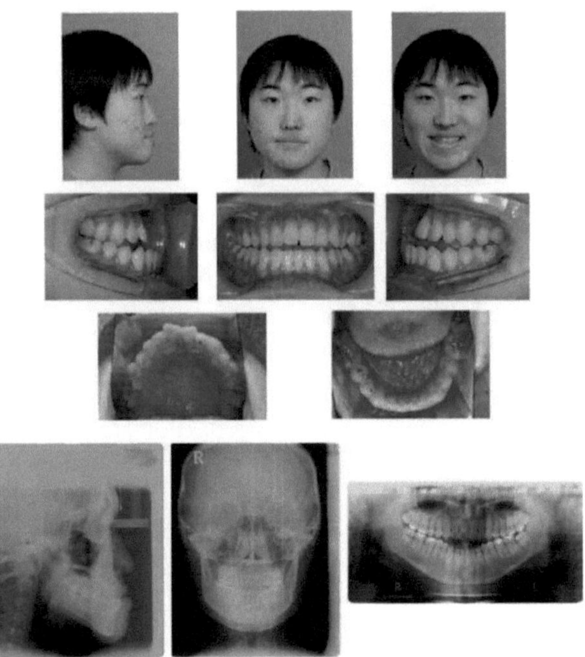

FIGURE 20

Se este caso fosse tratado com o protocolo convencional de cirurgia ortognática, seria necessário retroinclinar os incisivos superiores e proclinar os incisivos inferiores para descompensar as arcadas superior e inferior, obter um overjet negativo suficiente e, finalmente, realizar o procedimento cirúrgico ortognático. Esta descompensação colocaria os dentes numa posição que não é "natural" para a relação esquelética atual e que é contrária aos mecanismos de compensação que estão em ação há muitos anos. O preço seria pago por um tempo de tratamento pré-cirúrgico relativamente longo.

A primeira abordagem cirúrgica foi utilizada no tratamento deste paciente. Os braquetes foram colados três dias antes da cirurgia e os fios da arcada passiva foram colocados, como mostra a Figura 21.

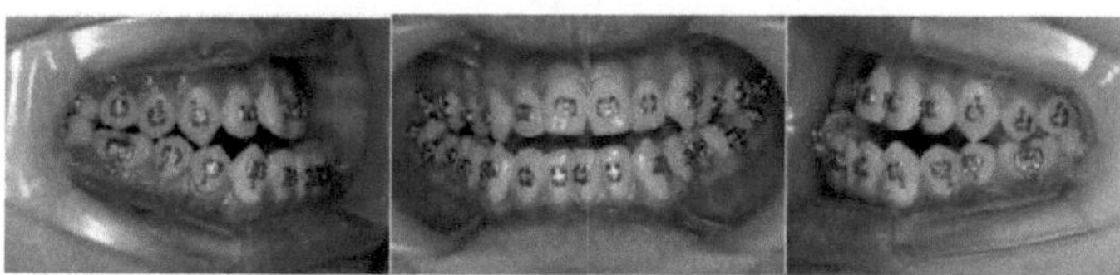

FIGURE 21

A Figura 22 mostra a cirurgia de modelos e a fabricação de uma tala intermediária para posicionar a maxila, seguida da previsão da oclusão final e da preparação da tala final. A oclusão final foi prevista nos modelos.

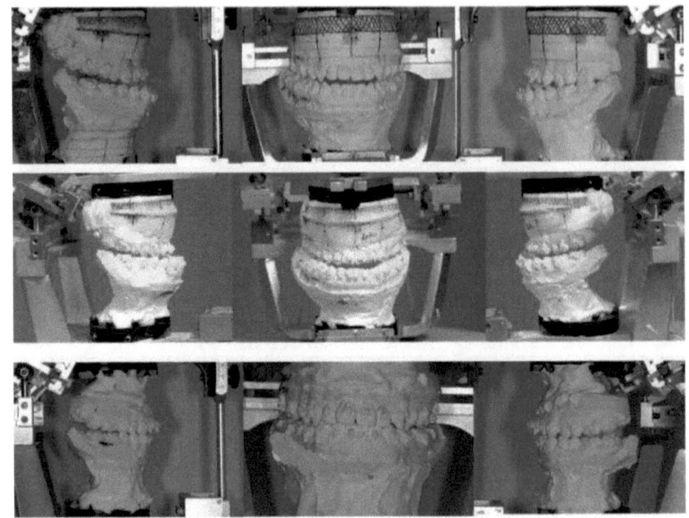

FIGURE 22

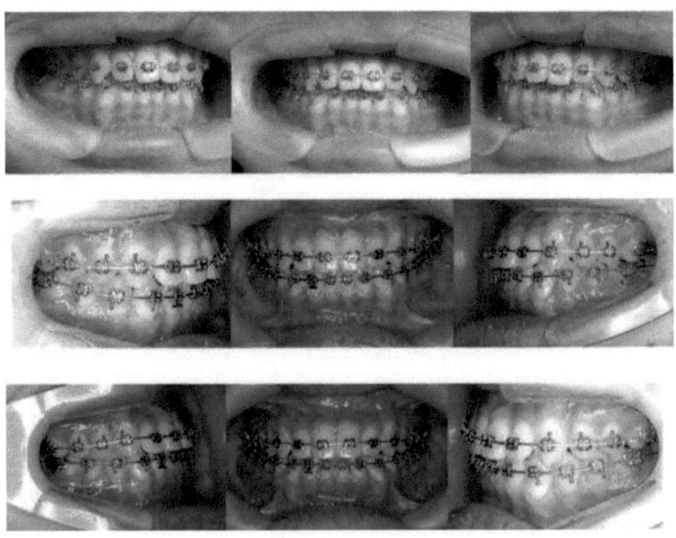

FIGURE 23

A Figura 23 mostra imagens das visitas de acompanhamento do paciente. O paciente foi descolado após o acabamento e pormenorização. O tempo total de tratamento foi de dezoito meses. A figura 24 mostra os registos finais do paciente imediatamente após a descolagem.

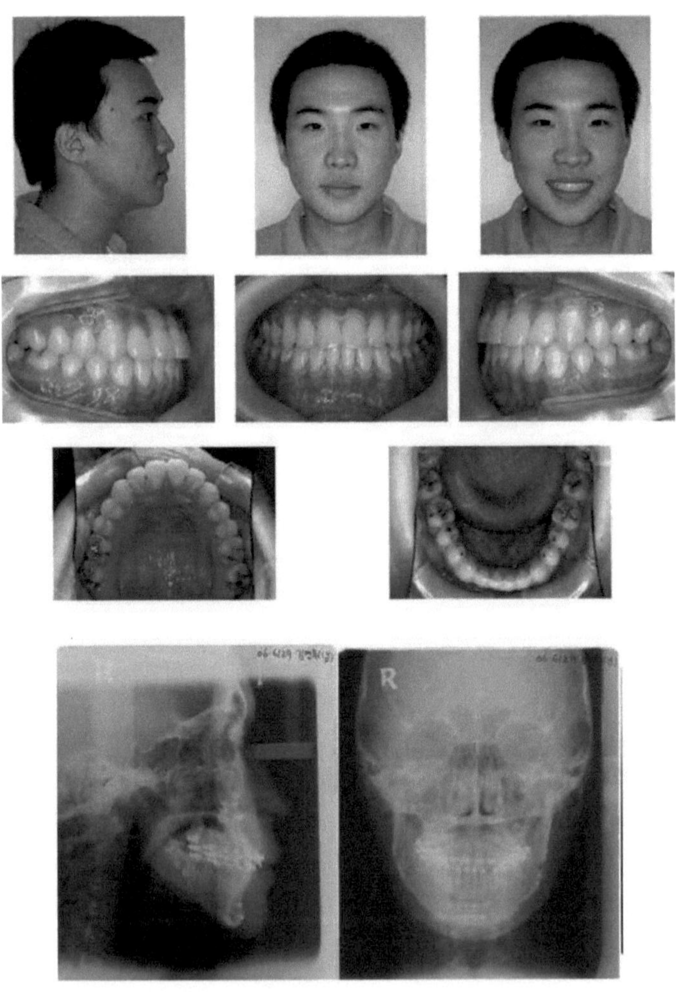

FIGURE 24

Jeong et al.[13] realizaram um estudo para investigar os resultados cirúrgicos de um grupo de abordagem de cirurgia-primeira e um grupo de abordagem de ortodontia tradicional-primeira. Participaram do estudo 97 pacientes com deformidade dentofacial classe III esquelética, dos quais 45 foram incluídos no grupo de cirurgia em primeiro lugar e 52 pacientes foram incluídos no grupo de ortodontia tradicional em primeiro lugar. Os resultados foram satisfatórios para todos os 97 pacientes, sem maiores complicações. No entanto, foi observada uma diferença acentuada na duração total do tratamento entre os dois grupos. O período total de tratamento com a abordagem cirurgia-primeira cirurgia ortognática foi em média de 14,6 meses, em comparação com 22,0 meses usando a abordagem ortodontia-primeira cirurgia ortognática. A duração do tratamento no grupo da cirurgia-primeira variou de 4 a 36 meses. Em contraste, a duração do tratamento no grupo ortodontia-primeiro variou de 11 a 40 meses. Conclui-se, assim, que a abordagem cirurgia-primeira para a cirurgia ortognática pode acelerar o tratamento ortodôntico e reduzir a duração total do tratamento necessário para corrigir as deformidades dentofaciais.

<u>FENÓMENO DE ACELERAÇÃO REGIONAL</u>

A remodelação óssea consiste numa sequência de actividades de reabsorção e subsequente formação que estão espacial e temporalmente acopladas, numa sequência cíclica. A remodelação permite que o osso se ajuste às tensões mecânicas, reparando os danos por fadiga. Esta sequência cíclica é composta por 4 fases: ativação, reabsorção, reversão e formação. Esta sequência de remodelação óssea, desde a ativação até à formação de novo osso e à sua mineralização, demora cerca de 3-4 meses. O novo osso é constituído por cristais minerais bem compactados, cuja densidade aumenta subsequentemente ao longo do tempo.[35]

O espaço de remodelação, ou seja, a soma de todas as unidades de remodelação óssea activas no esqueleto num determinado momento, aumenta durante um fenómeno de aceleração regional (RAP). Harold e Frost descreveram o RAP como uma reação dos tecidos a diferentes estímulos nocivos que aumenta a capacidade de cicatrização dos tecidos afectados.[36] O RAP é caracterizado pela aceleração das actividades celulares normais, tanto nos tecidos duros como moles, como um fenómeno "SOS" do corpo, após a lesão, que potencia a cicatrização e as actividades locais de defesa dos tecidos contra um abuso mecânico. A RAP é um passo necessário para uma cicatrização óssea adequada e, consequentemente, se a RAP não se desenvolver, a cicatrização pode ser atrasada e a infeção pode ocorrer mais facilmente. Uma vez evocada, os processos vitais aceleram acima dos valores normais. O metabolismo e as actividades das células diferenciadas, as actividades das células precursoras, a diferenciação das células, o crescimento do osso e da cartilagem, juntamente com a remodelação do osso lamelar com base na unidade multicelular óssea (BMU), são todas actividades que são afectadas pelo PAR nos tecidos ósseos. Os tipos de células que gerem o ciclo de remodelação óssea formam a BMU.[35]

A aceleração da renovação óssea local é caracterizada por um aumento da ingestão de isótopos que procuram o osso e, radiograficamente, por áreas de menor densidade óssea.[35] No osso alveolar, a RAP ocorre tipicamente no processo de cicatrização das cavidades alveolares após a extração dentária, após fracturas ou traumatismos e procedimentos cirúrgicos, em doenças periodontais e durante o movimento dentário ortodôntico.[36] Em relação aos estímulos mecânicos, a RAP ocorre principalmente sob circunstâncias específicas de carga, de acordo com o histórico de carga do osso através da teoria do mecanostato. A geração de macro e consequente microfissura é considerada um fator desencadeante para o início de um ciclo de remodelação, cujo papel é evitar o acúmulo de fissuras e a consequente falha mecânica.[35]

A nível celular, observa-se um aumento da ativação das unidades multicelulares básicas, aumentando assim o espaço de remodelação. A nível tecidual, a RAP é caracterizada pela produção de osso trançado com o típico padrão desorganizado, que será reorganizado em osso lamelar numa fase posterior. A movimentação dentária ortodôntica pode ser vista como uma modificação na cicatrização e adaptação do esqueleto, caracterizada por uma resposta de remodelação óssea aumentada, além de uma formação elevada de osso trançado. Nesta perspetiva, o princípio biológico do RAP é explorado na ortodontia facilitada cirurgicamente.[35]

Eric Liou *et al*, em 2011, realizaram um estudo clínico piloto prospetivo em 22 pacientes adultos para determinar as alterações pós-operatórias no metabolismo ósseo após a cirurgia ortognática e as respostas correspondentes no dentoalveolo, como as alterações na mobilidade dentária. Todos os pacientes foram submetidos à osteotomia Le Fort 1 da maxila e à osteotomia sagital dividida bilateral da mandíbula. Os resultados mostraram um aumento da mobilidade dentária dos incisivos maxilares e mandibulares de 1 semana a 3 meses de pós-operatório. A maior mobilidade foi encontrada no primeiro mês após a cirurgia ortognática, e a mobilidade diminuiu e se aproximou do nível pré-operatório no quarto mês de pós-operatório. Os autores concluíram que o fenômeno da aceleração da movimentação dentária ortodôntica no pós-operatório se deve ao aumento da atividade osteoclástica e às alterações metabólicas no dentoalveolo causadas pela cirurgia ortognática.[10]

Após uma osteotomia, a remodelação óssea à volta do tecido de cicatrização facilita o processo de cicatrização. Ao realizar a cirurgia primeiro, este período de rápida atividade metabólica nos tecidos pode ser aproveitado para um tratamento ortodôntico eficiente. O fenómeno de aceleração regional não é exclusivo da abordagem "surgery first". Na abordagem convencional, este fenómeno é observado após a descompensação ter sido realizada e o paciente ter tido o procedimento cirúrgico concluído. A abordagem surgery first, no entanto, utiliza essa oportunidade de ouro para acelerar o processo de descompensação que ocorre após a cirurgia, ao contrário da abordagem tradicional. Uma vez que a descompensação das arcadas é o passo mais demorado do processo, o fenómeno de aceleração regional é utilizado quando é mais necessário.[6]

<u>CONSIDERAÇÕES SOBRE O PLANEAMENTO DO TRATAMENTO</u>

Um planeamento cuidadoso é a chave para o sucesso de qualquer caso de cirurgia ortognática, especialmente quando o procedimento cirúrgico é realizado antes do tratamento ortodôntico. Como em qualquer tratamento ortodôntico, o primeiro passo é obter registos de alta qualidade, incluindo fotografias, modelos e radiografias intra e extra-orais.[6]

Quando a cirurgia ortognática é realizada sem tratamento ortodôntico prévio, devem ser tidas em conta várias considerações no planeamento do tratamento. O ortodontista planeia a cirurgia nos modelos pré-operatórios de tal forma que uma oclusão relativamente estável possa ser alcançada durante a cirurgia. Os dentes serão descompensados para posições e angulações normais após a cirurgia; portanto, a oclusão transitória deve permitir o movimento pós-cirúrgico dos dentes. Uma vez que os incisivos não podem ser utilizados como guia para prever a oclusão final nos primeiros casos de cirurgia, a relação molar pode ser utilizada como ponto de partida para chegar a uma oclusão temporária.[6]

A inclinação dos incisivos superiores é importante para determinar a necessidade de possíveis extracções. Se o incisivo superior estiver excessivamente inclinado, podem ser consideradas extracções para permitir a retração dos incisivos superiores no pós-operatório. Como regra geral, se a angulação entre o incisivo superior e o plano oclusal for inferior a 53 a 55 graus, a extração deve ser considerada.[18] Outra possibilidade envolve a alteração da posição de toda a maxila, de modo a que o plano oclusal fique mais inclinado e produza incisivos superiores mais verticalizados. Além disso, pode-se distalizar os segmentos posteriores do maxilar usando placas zigomáticas, abrindo assim espaço para retroclinar os incisivos superiores.[28]

A figura abaixo (Figura 25)[28] é de uma jovem de 17 anos que compareceu à clínica ortodôntica com a queixa principal de perfil prognático. Ao exame, apresentava um gap interlabial excessivo, excesso mandibular, relação esquelética de Classe III, mordida de borda a borda, proclinação dos incisivos superiores, apinhamento moderado da maxila e extrema vestibularização dos segundos molares superiores.

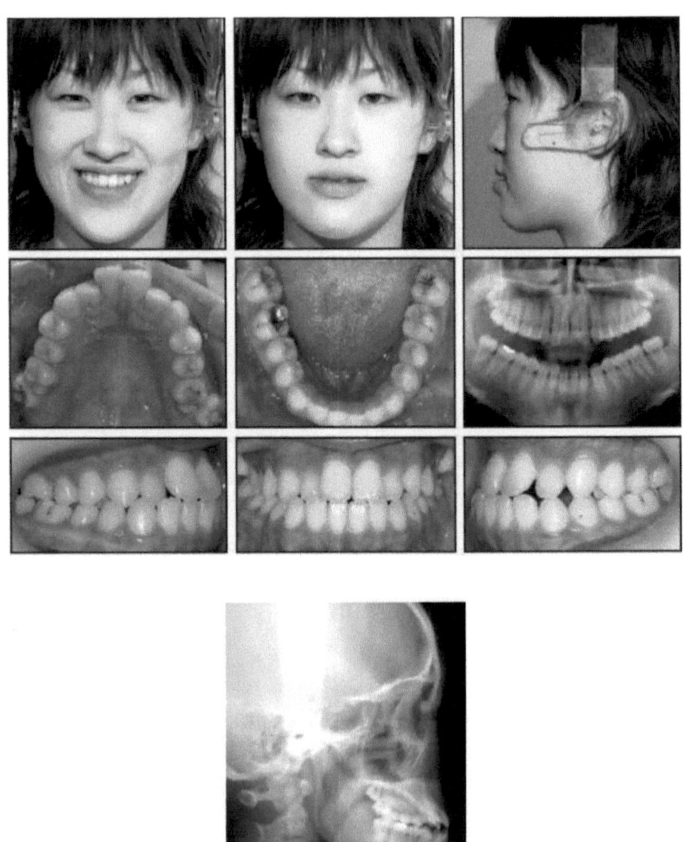

FIG 25

Após diagnóstico adequado e cirurgia de modelo, o plano de tratamento decidido

para o paciente foi uma abordagem Surgery first com recuo mandibular de 7mm,

seguido de 3-4mm de distalização dos dentes posteriores superiores para ganhar

espaço para correção da proclinação dos incisivos superiores. A Fig. 26 mostra o paciente imediatamente após a cirurgia, apresentando oclusão de Classe II com

mordida aberta e posição mandibular adequada mantida com tala cirúrgica.

A Figura 27 mostra a evolução do caso em A. Um mês e meio após a cirurgia. B.

Aos quatro meses. C. Aos seis meses. D. Aos sete meses e meio. E. Aos oito meses.

F. Aos 10 meses.

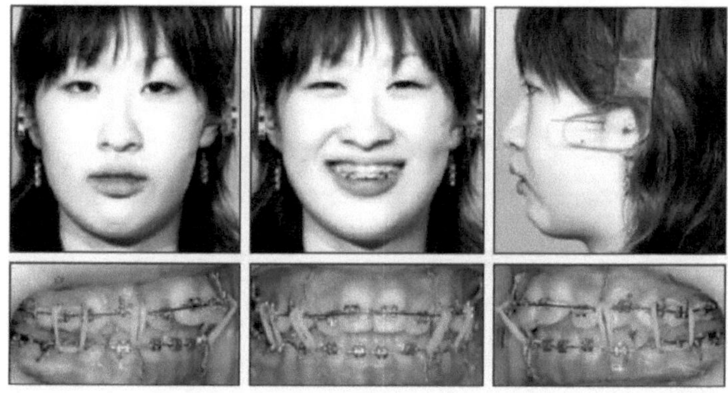

FIG 26

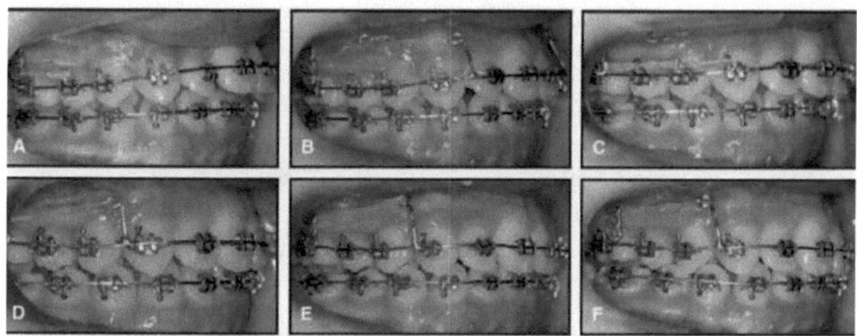

FIGURE 27

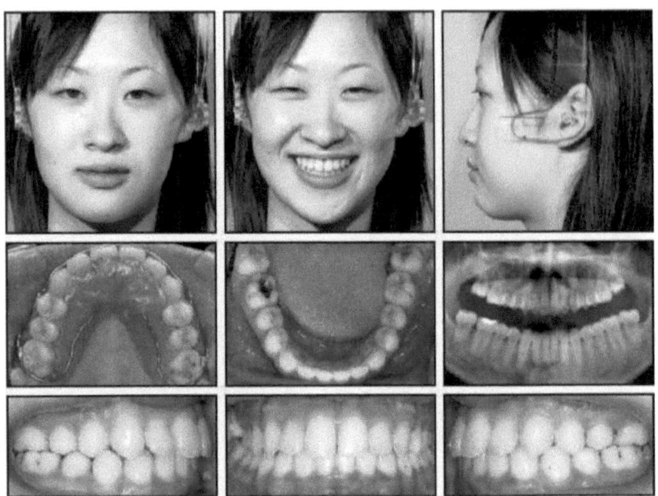

FIGURE 28

Paciente no momento da descolagem, 12 meses após a cirurgia, com retentor maxilar wrap around e retentor lingual colado.

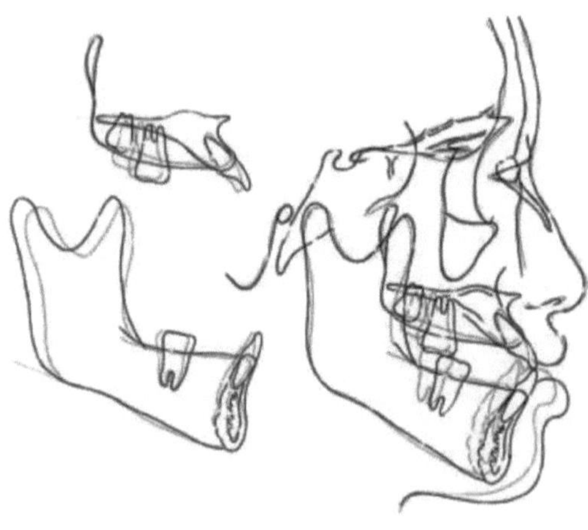

FIGURE 29

Sobreposição dos traçados cefalométricos pré e pós-tratamento, mostrando os

molares superiores significativamente distalizados e o incisivo superior descompensado com sucesso.

Ao colocar modelos superiores e inferiores em oclusão, a dimensão transversal das arcadas, em muitos casos, não permite uma interdigitação perfeita. Por isso, a dimensão transversal representa muitas vezes um desafio especial quando se efectua a cirurgia de modelos nos primeiros casos de cirurgia. As linhas médias devem ser coincidentes ou próximas após a cirurgia e o overjet vestibular adequado deve ser estabelecido bilateralmente. Dependendo do grau de discrepância entre as duas arcadas, o ortodontista pode resolver esse problema planejando osteotomias segmentares em casos mais severos ou possivelmente planejar a resolução do problema pós-cirúrgico por meio de coordenação das arcadas e elásticos.

O passo mais desafiante e demorado na preparação para a primeira cirurgia ortodôntica é a previsão da oclusão final com base na posição atual dos dentes. A experiência do ortodontista desempenha um papel muito importante neste processo. O termo má oclusão transitória pretendida (MIT) é usado para descrever a oclusão que será usada para fabricar a tala cirúrgica e é o guia do cirurgião durante a cirurgia[37] . A MTI deve ser suficientemente estável para permitir o fabrico previsível da tala e o movimento do esqueleto. Por conseguinte, deve ser estabelecido pelo menos um contacto de três pontos entre os modelos superior e inferior ao decidir sobre o ITM. Nos casos em que essa oclusão temporária não pode ser estabelecida, é aconselhável iniciar algum movimento ortodôntico para aliviar algumas das interferências e permitir o estabelecimento de uma má oclusão transitória mais estável. Numa má oclusão esquelética de Classe III após a cirurgia, estabelece-se uma má oclusão de Classe I ou II com as compensações dentárias características de uma má oclusão de Classe III. A descompensação dos dentes é efectuada após a cirurgia. Os casos seguintes demonstram a importância de um planeamento meticuloso do tratamento na primeira cirurgia ortodôntica.

A Figura 30 demonstra os registos iniciais de uma paciente de 24 anos de idade que se apresentou com queixas principais de face longa, queixo forte e dificuldade na pronúncia (som de ceceio). Ao exame inicial, a paciente apresentava uma má oclusão de Classe III com mordida aberta anterior. Os segundos pré-molares superiores estavam deslocados para palatino e o primeiro pré-molar superior direito foi restaurado com uma coroa de cobertura total mal adaptada devido à falta de espaço suficiente, o que comprometeu o dente estética e periodontalmente. Foi determinado que seriam necessárias extracções na arcada maxilar para permitir a descompensação dos dentes após a cirurgia. Foi realizada uma cirurgia modelo que permitiu a extração do segundo pré-molar superior durante a cirurgia. O conceito por detrás da extração dos segundos pré-molares superiores também pode ser explicado em termos do procedimento de descompensação convencional. Se o caso estivesse a ser tratado com descompensação ortodôntica dos dentes antes da cirurgia, uma forma de conseguir um overjet negativo suficiente teria sido extrair os pré-molares superiores para permitir a retração e retroinclinação dos incisivos superiores. Na primeira abordagem cirúrgica, a extração dos pré-molares durante a cirurgia proporciona o espaço necessário para diminuir o overjet e retrair os incisivos após a cirurgia. O planeamento cuidadoso e a execução cirúrgica precisa são da maior importância nestes casos, devido à complexidade acrescida das extracções simultâneas.

A Figura 31 mostra o modelo de cirurgia e a configuração do caso durante o planeamento cirúrgico.

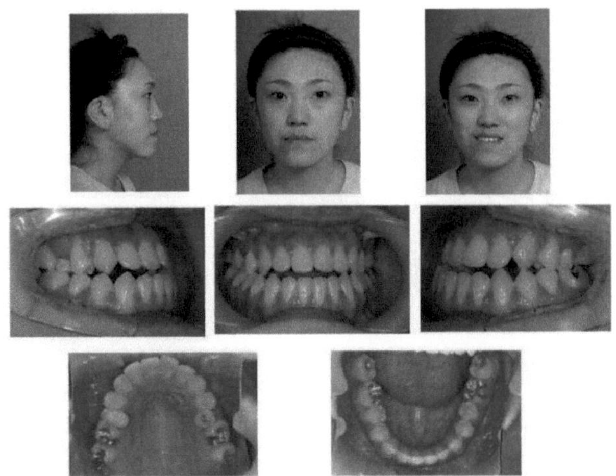

FIGURE 30

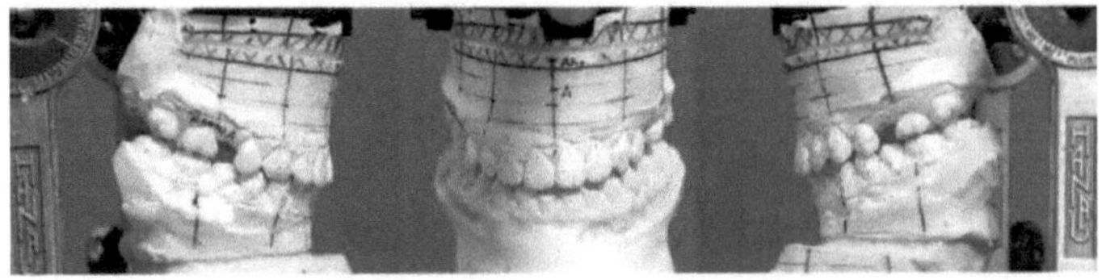

FIGURE 31

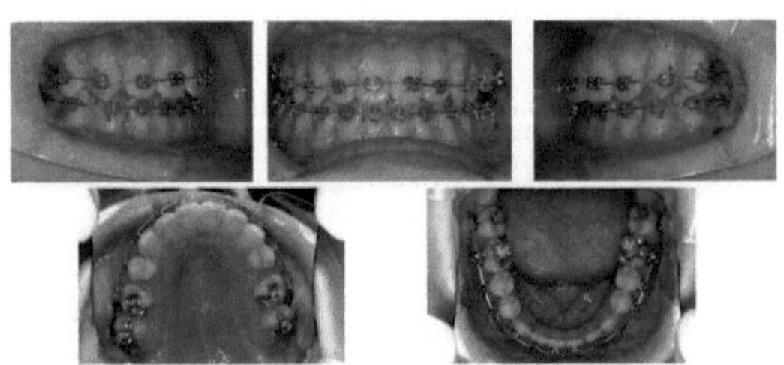

FIGURE 32

A técnica de colagem indireta foi utilizada neste caso, o que permitiu a dobragem de arcos passivos de aço inoxidável nos modelos. A colagem dos braquetes, a colocação do fio e a prova do splint foram feitas na mesma consulta, alguns dias antes da cirurgia. O movimento ortodôntico foi iniciado 7 semanas após a conclusão do procedimento cirúrgico (Figura 32).

A Figura 33 mostra o progresso do tratamento ortodôntico aos 5 meses e aos 13 meses de tratamento.

O caso foi descolado após 16 meses de ortodontia ativa.

A Figura 34 mostra os registos finais com boa oclusão e estética.

A Figura 35 mostra a estabilidade dos resultados alcançados, 2 anos após a retenção.

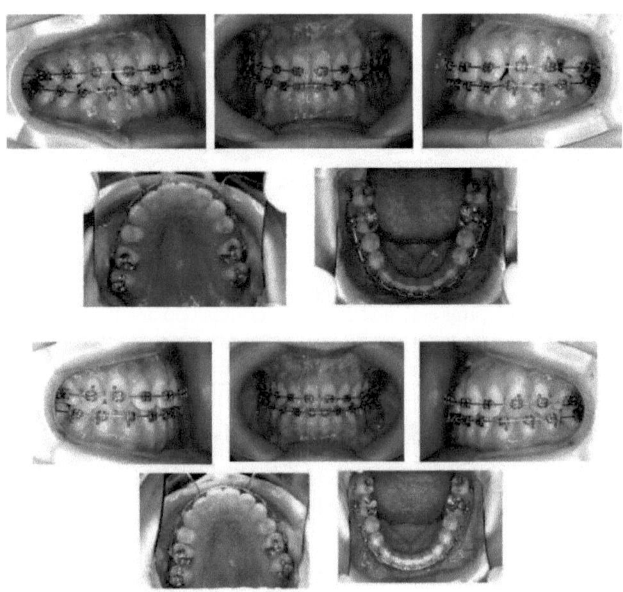

FIGURE 33

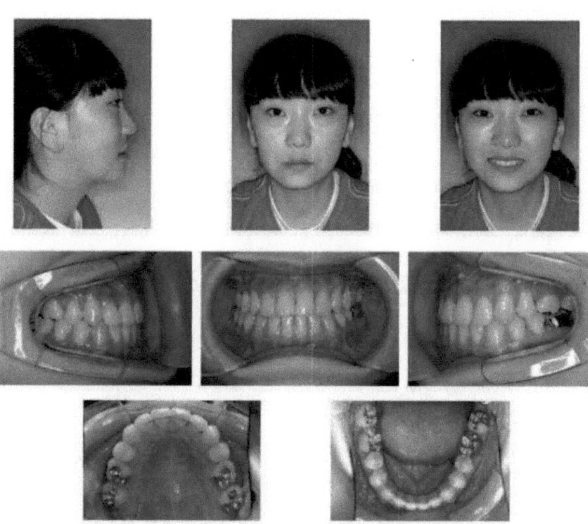

FIGURE 34

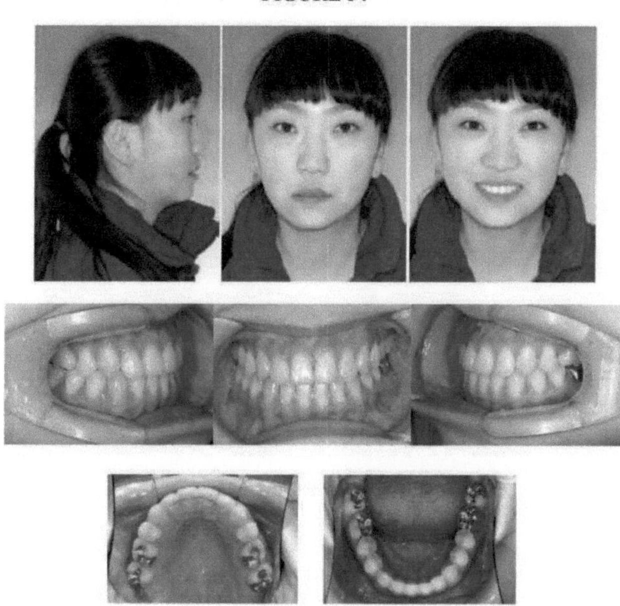

FIGURE 35

<u>**UTILIZAÇÃO DE ANCORAGEM ESQUELÉTICA EM CONJUNTO COM A PRIMEIRA ABORDAGEM CIRÚRGICA**</u>

Nos últimos anos, os dispositivos de ancoragem temporária tornaram-se muito populares na Ortodontia. O uso da ancoragem esquelética tem proporcionado uma ancoragem absoluta para os movimentos ortodônticos, minimizando os efeitos colaterais indesejáveis.[38] Alguns autores têm dado grande ênfase ao uso de miniplacas e miniparafusos para controlar a inclinação dos incisivos superiores e prevenir a recidiva de uma mordida cruzada anterior em casos de Classe III.[18]

A abordagem "surgery first" requer um planeamento meticuloso do tratamento e a colaboração entre o ortodontista e o cirurgião ortognático. O modelo de cirurgia é baseado na visão do ortodontista sobre o que é possível alcançar pós-ortodonticamente, com base em experiências anteriores. Por isso, muitas incertezas permanecem no momento em que o paciente é encaminhado para a cirurgia. Ao utilizar os dispositivos de ancoragem temporária, muitos ortodontistas tentam ter um sistema de "back-up" que pode ser usado para ajudar na fase ortodôntica pós-cirúrgica.[6]

Nagasaka *et al*[28] . têm defendido o uso de placas zigomáticas como dispositivos de ancoragem temporária para auxiliar na movimentação ortodôntica pós-operatória. Um primeiro caso de cirurgia de Classe III foi corrigido cirurgicamente para uma relação esquelética de Classe I com uma tendência dentária de Classe II. Como os dentes não estavam descompensados antes da cirurgia, esperava-se que após a cirurgia a oclusão apresentasse um overjet excessivo. Durante a cirurgia ortognática foram colocadas placas zigomáticas. As placas foram então utilizadas para distalizar a arcada superior no pós-operatório, de modo a obter caninos de Classe I e um overjet ideal.

A Figura 36 mostra a apresentação inicial de uma paciente do sexo feminino. O padrão esquelético de Classe III era acompanhado de mordida aberta e apinhamento leve em ambas as arcadas. Os incisivos superiores haviam sido previamente restaurados com coroas de cobertura total.

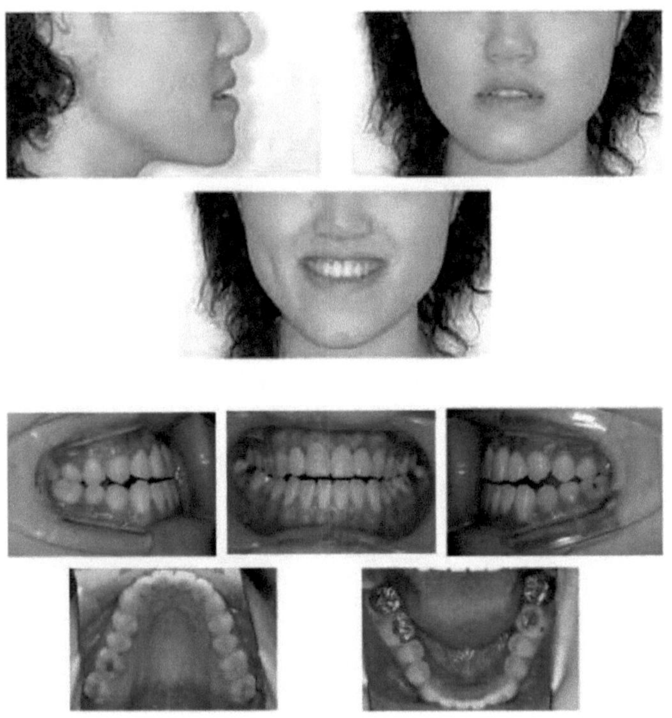

FIGURE 36

Após um planeamento cuidadoso do tratamento, foi realizada uma cirurgia de modelo para prever a posição final dos dentes e fabricar a tala. Antes da cirurgia, os dentes foram colados e os fios de aço inoxidável da arcada foram passivamente encaixados (Figura 37). O paciente foi submetido a um procedimento cirúrgico em duas mandíbulas e, no momento da cirurgia, quatro mini-implantes foram colocados mesialmente aos caninos superior e inferior. Os mini-implantes foram utilizados após a cirurgia para regularizar a mordida com elásticos. A Figura 38 mostra a evolução do caso e o uso de dispositivos de ancoragem provisórios para o assentamento da mordida.

O caso foi concluído em dezanove meses, com uma oclusão e uma estética facial aceitáveis. A Figura 39 mostra os registos finais.

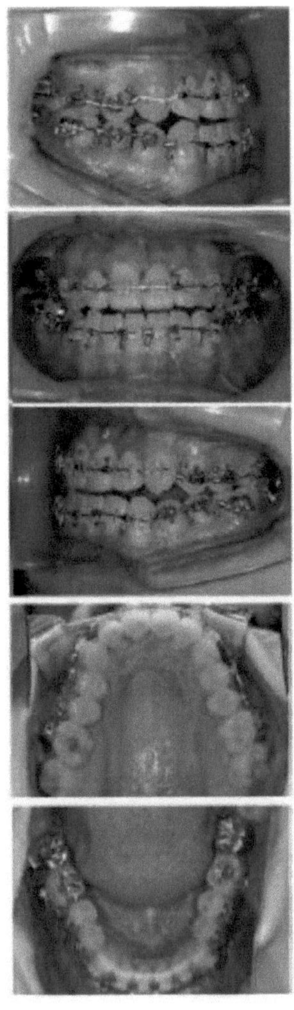

FIGURE 37

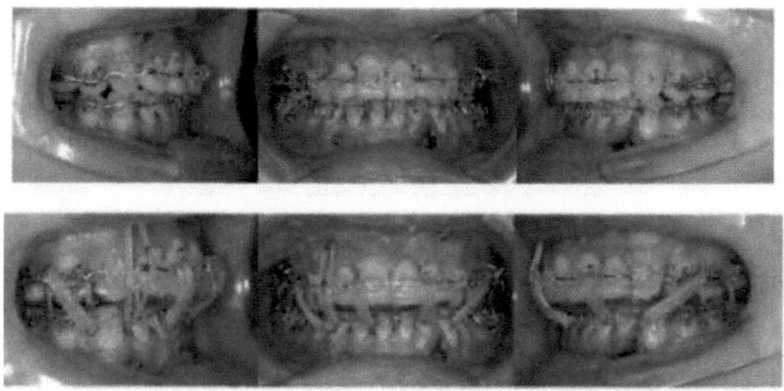

FIGURE 38

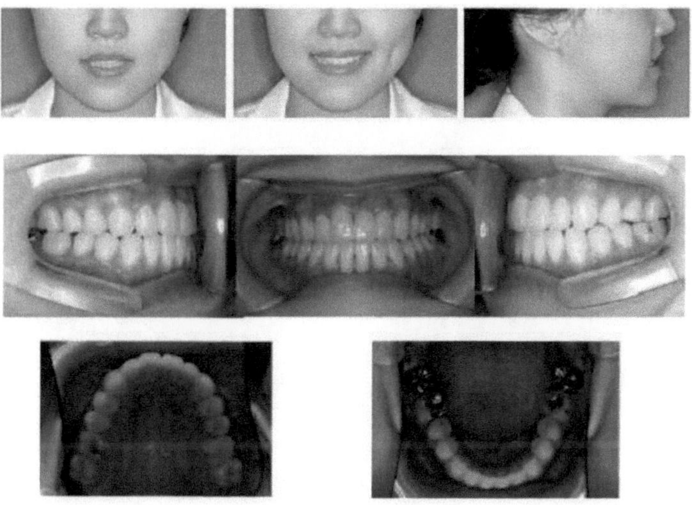

FIGURE 39

A utilização de dispositivos de ancoragem temporária torna-se mais crucial em casos mais complicados que são tentados com o SFA. Quando são planeadas extracções ou osteotomias segmentares, a previsão da oclusão final é muito mais difícil, e a colocação de mini-implantes durante a cirurgia permite uma mecânica pós-cirúrgica eficiente.[39] A Figura 40 mostra a apresentação inicial de uma paciente do sexo feminino, cujo tratamento foi planeado para uma osteotomia maxilar de três peças e procedimentos de recuo mandibular, devido a uma discrepância transversal grave entre os maxilares superior e inferior e a uma proclinação excessiva dos incisivos superiores.[6]

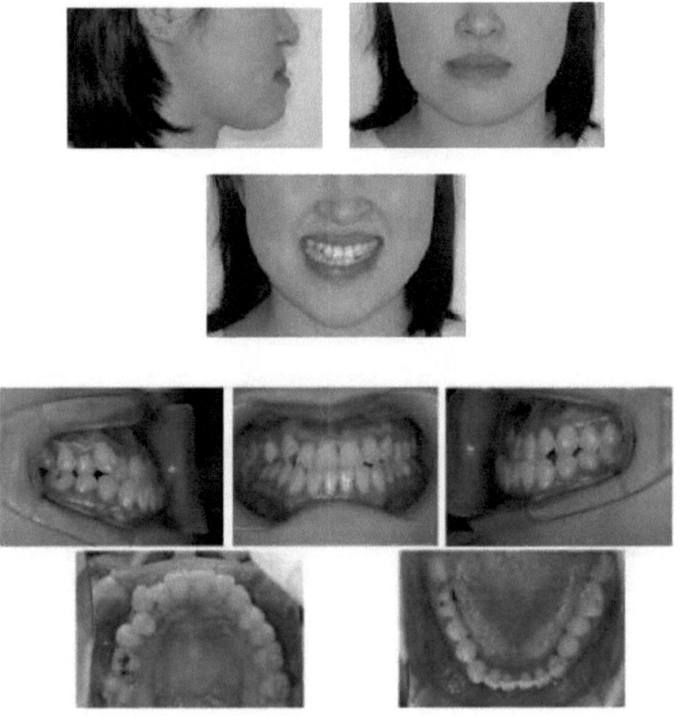

FIGURE 40

Os primeiros pré-molares superiores foram extraídos durante o procedimento cirúrgico e, ao mesmo tempo, foram colocados oito mini-implantes. A Figura 41

mostra a evolução do caso imediatamente após a cirurgia e nas semanas seguintes.

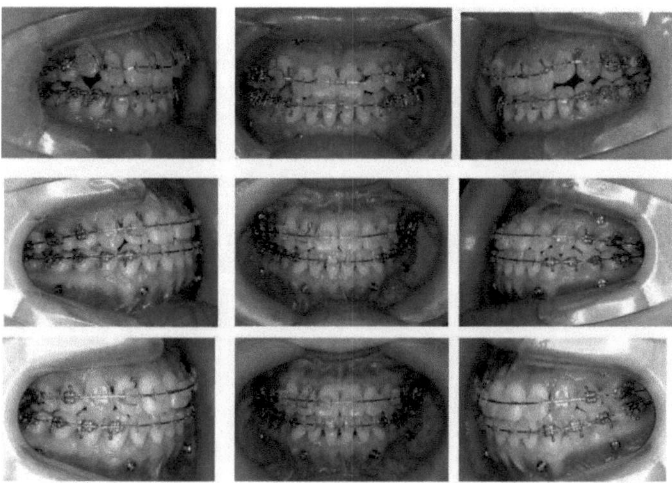

FIGURE 41

O caso foi finalizado em dezenove meses e a paciente ficou muito satisfeita com os

resultados. A figura 42 ilustra os registros finais do paciente no momento da

remoção do aparelho. Considerando a complexidade do caso, o tempo de

tratamento foi significativamente reduzido. No entanto, o canino superior esquerdo

apresentou descoloração com o decorrer do tratamento, possivelmente indicando

necrose em decorrência do procedimento de osteotomia segmentar.

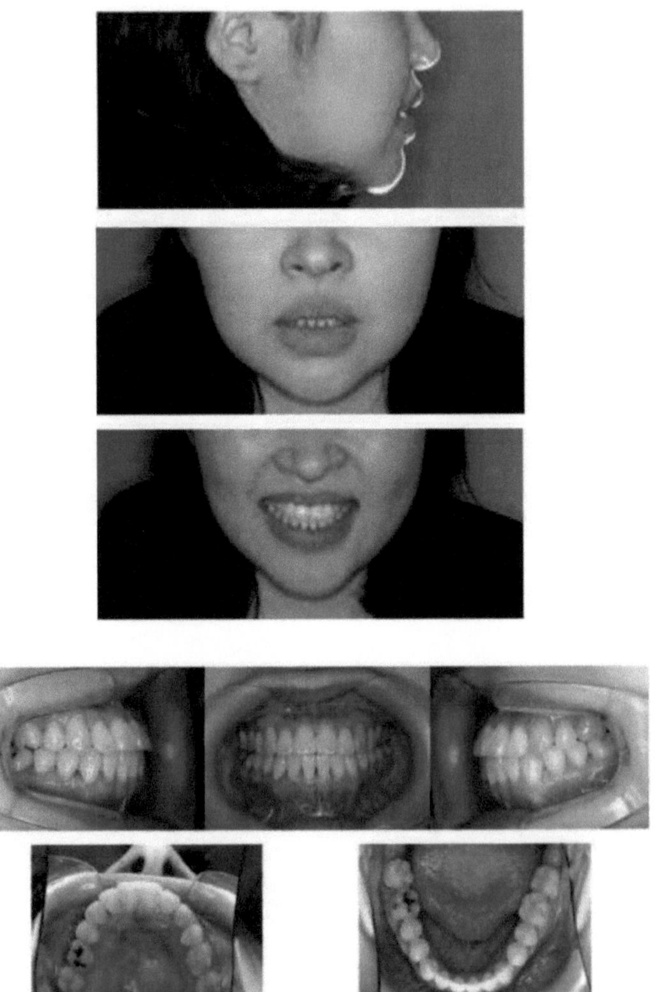

FIGURE 42

PROCEDIMENTOS LABORATORIAIS

As informações de diagnóstico obtidas através da avaliação clínica e radiográfica pré-operatória e da análise do modelo são integradas para estabelecer um plano de tratamento. Este plano de tratamento é expresso no modelo cirúrgico e as relações simuladas do modelo pós-operatório são utilizadas para fabricar as bolachas oclusais intermédias e finais. Estas bolachas são meios essenciais para transferir o plano de tratamento para um procedimento cirúrgico exato.[40]

A cirurgia de modelos tornou-se um procedimento essencial para o planeamento do resultado cirúrgico de pacientes que necessitam de correção de uma deformidade dentofacial: [40]

1. Impressão de impressões

2. Construção de modelos

3. Transferência do arco facial

4. Articuladores

5. Fabrico de talas

IMPRESSÕES

A técnica de moldagem para cirurgia de modelos ortognáticos é muito sensível à técnica. Um defeito pode não ser notado no modelo de gesso, mas a relação oclusal pode ser alterada, particularmente com procedimentos segmentares. Uma complicação adicional seria o ajuste incorreto das bolachas de posicionamento oclusal intra-operatório. Devem ser feitos três conjuntos de moldes: um conjunto é utilizado para o fabrico de bolachas oclusais, um é um molde de diagnóstico e as marcações anatómicas e o modelo cirúrgico.[40]

FABRICO DE MODELOS

Depois de as impressões serem vertidas em gesso dentário, a base do molde é
aparada com o plano plano colocado ao longo da superfície oclusal dos dentes
mandibulares. A base é aparada até ficar paralela ao plano plano. Assim, o molde
maxilar também é aparado de forma quadrada com os lados paralelos à base da
mandíbula.

(Fig. 43) [40]

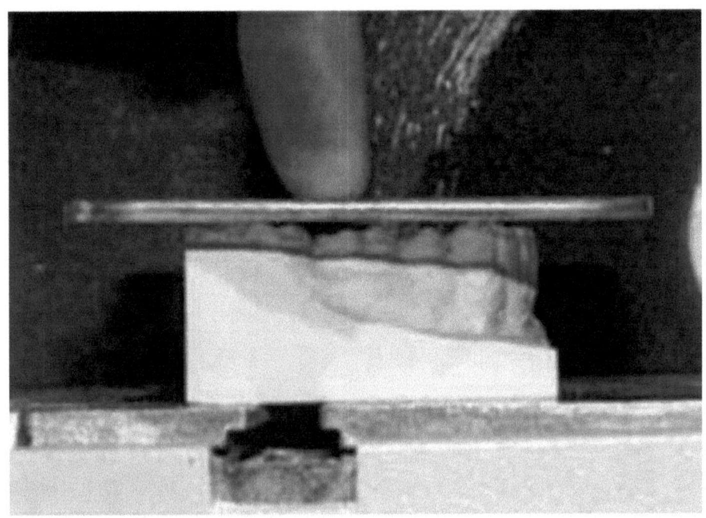

FIGURE 43

TRANSFERÊNCIA DE FACEBOW

O Glossário de termos protéticos define face-bow como um dispositivo semelhante a um paquímetro que é utilizado para registar a relação dos maxilares com as ATMs ou o eixo de abertura dos maxilares e para orientar os moldes nessa mesma relação com o eixo de abertura do articulador.[41]

A transferência do molde maxilar para o articulador, utilizando um arco facial, fornece uma estimativa fiável da distância entre a dentição e o eixo da charneira intercondilar. Quanto mais exacta for a montagem do modelo maxilar em relação ao verdadeiro eixo da charneira, mais exacta será a informação fornecida sobre os movimentos horizontais e verticais dos maxilares durante a cirurgia do modelo. Para uma montagem correcta do molde maxilar, devem ser alcançados pelo menos dois pontos técnicos: 1) a relação radial entre os dentes maxilares e o eixo da charneira intercondilar, e 2) a relação angular entre o plano oclusal maxilar e o crânio (face). Esta dimensão linear (radial) entre a dentição e a charneira intercondilar é simples de obter através de uma transferência face-bow.[41]

A forquilha de mordida é preparada carregando-a com massa de impressão (Fig. 44). Esta forquilha de mordida carregada é colocada em água quente para amolecer o material de impressão (Fig. 45). A forquilha de mordida com o material de impressão é então colocada na boca do paciente, posicionando-a de modo a que a haste da forquilha fique alinhada com a linha média facial e perpendicular ao plano facial (Fig. 46). Isto pode ser verificado observando o paciente por trás. A forquilha é apoiada até o material assentar e, em seguida, a forquilha é cuidadosamente removida. A massa de impressão é então enxaguada com água fria e é verificada quanto ao registo oclusal. Qualquer excesso pode ser cortado com uma lâmina Bart Parker (Fig. 47). A forquilha de mordida final com a massa de impressão deve ter apenas as pontas das cúspides e os bordos incisais registados, sem quaisquer perfurações. A forquilha de mordida é colocada de novo na boca para assegurar que todas as pontas das cúspides assentam até ao registo de registo. Nesta fase, a forquilha de mordida tem de ser apoiada por baixo, fazendo com que o doente morda rolos de algodão ou recorrendo à ajuda de um assistente.

No passo clínico final, as hastes condilares do arco facial são posicionadas sobre as marcas condilares, registando assim o eixo aproximado da dobradiça (Fig. 48). O paciente pode ajudar segurando as hastes condilares no lugar, enquanto o clínico fixa o garfo de mordida no arco facial. Isto fixa a relação aproximada entre os maxilares e o eixo aproximado da charneira. Esta relação pode agora ser transportada para o articulador (Fig. 49).[42]

A relação da mandíbula com o articulador é conseguida indiretamente através da relação da mandíbula com a maxila.[41]

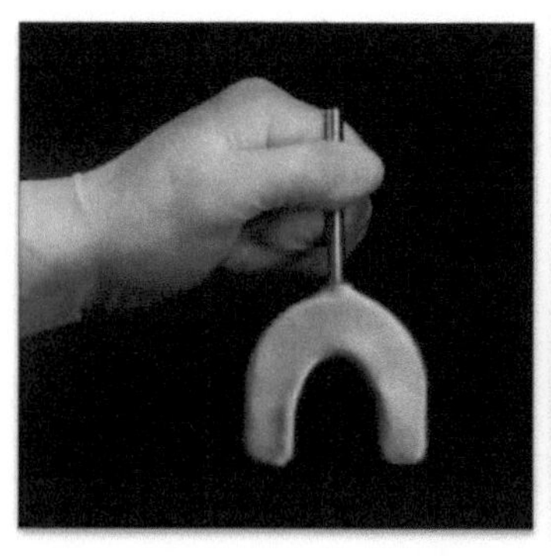

FIGURE 44

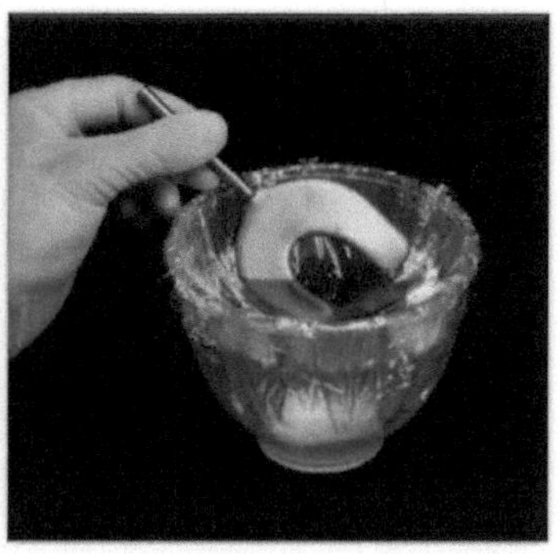

FIGURE 45

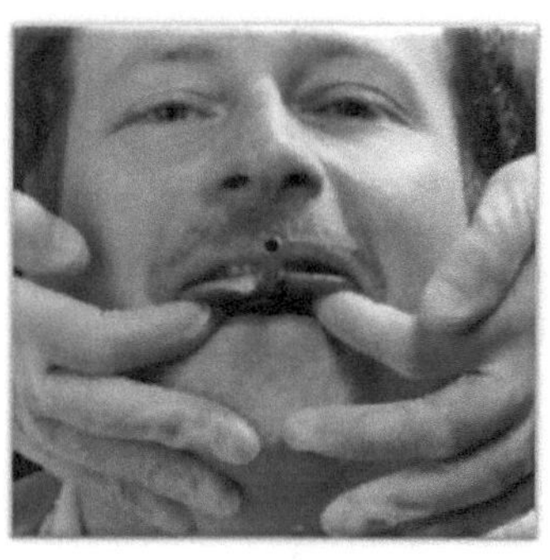

FIGURE 46

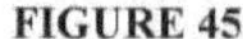

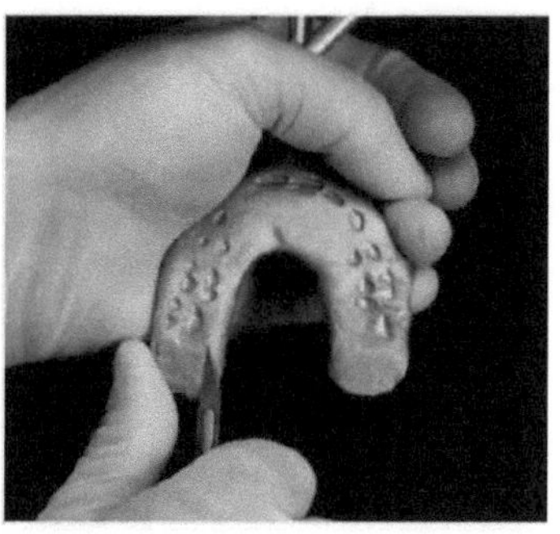

FIGURE 47

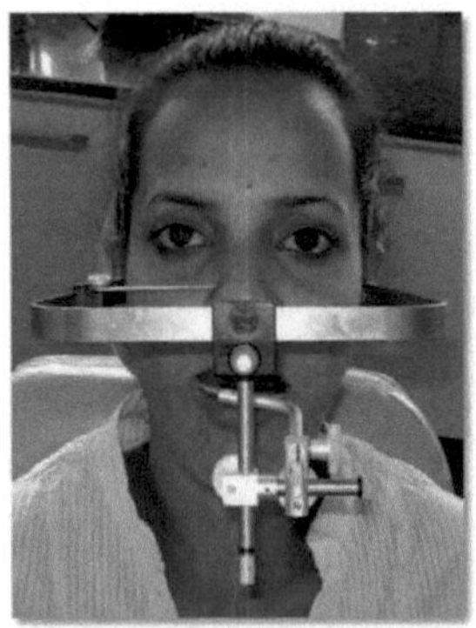

FIGURE 48

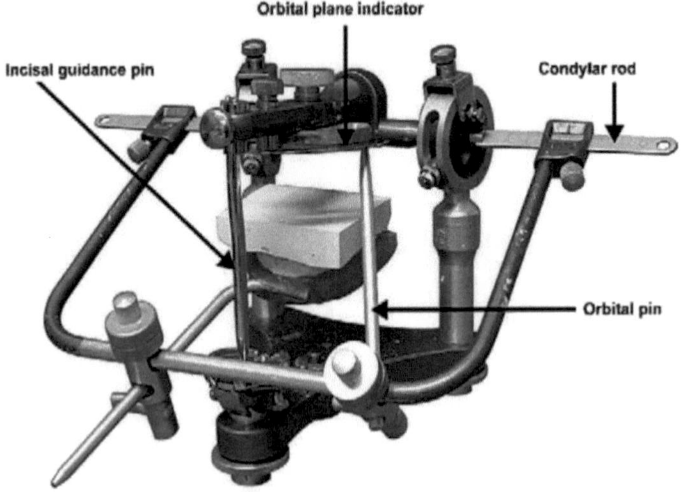

FIGURE 49: Facebow transfer on a semi-adjustable articulator using the orbital

pin and orbital plane guide.

SELECÇÃO DE ARTICULADORES

O planeamento da cirurgia ortognática através de cirurgia de modelos em articuladores semi-ajustáveis oferece vantagens em relação aos instrumentos simples. A utilização de um articulador anatómico semi-ajustável com uma transferência de arco facial para osteotomias maxilares é essencial para alcançar a precisão da posição maxilar no espaço e a sua relação com a oclusão cêntrica funcional ideal, bem como em casos de osteotomias maxilares com alterações de altura, ou seja, impactação ou down graft, procedimentos bimaxilares e osteotomias maxilares segmentares ou multipartes.

No articulador, o molde maxilar é montado após a transferência do arco facial (Fig. 50). Após a montagem do molde maxilar, o molde mandibular é montado utilizando o registo cêntrico em cera, que é obtido na mesma consulta clínica que o registo do arco facial.[40]

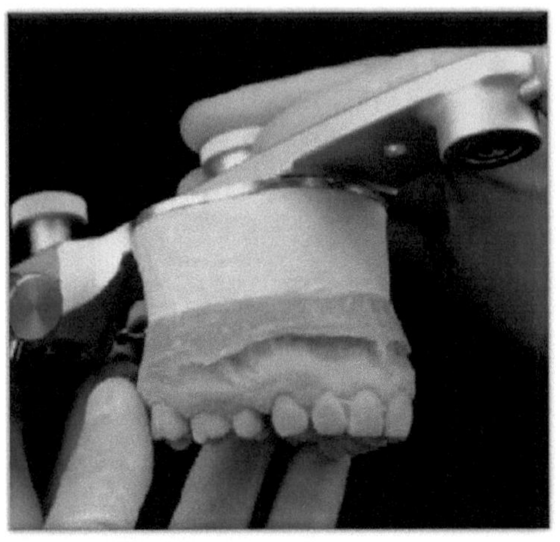

FIGURE 50

LINHAS DE REFERÊNCIA: MARCAÇÕES NOS MODELOS

As linhas de referência verticais são colocadas nos lados do molde maxilar e são úteis para quantificar a quantidade de movimento anteroposterior na cirurgia. Linhas semelhantes feitas nas superfícies anterior e posterior do molde maxilar descrevem a quantidade de rotação da arcada e ajudam a prevenir ou corrigir uma discrepância transversal. Um terceiro conjunto de marcas de referência é colocado horizontalmente a 10 e 20 mm do anel de montagem do articulador. Os pontos de referência dentários são utilizados para efetuar uma série de medições, de modo a documentar a posição anatómica pré-operatória do maxilar (Fig. 51). É efectuada uma medição desde o pino incisal no articulador até aos incisivos superiores e, de forma semelhante, até aos incisivos inferiores. Foi fabricado um dispositivo

92

simples, constituído por um tubo quadrado que foi fixado ao pino incisal do articulador e preso por um parafuso. O pino é um encaixe deslizante e pode ser ajustado para tocar nos dentes, podendo então ser efectuada uma medição e utilizada para avaliar a alteração na posição do maxilar. Esta medição também pode ser efectuada utilizando um compasso de vernier e medindo a distância entre os dentes e o pino. Estas medidas são registadas no molde para referência futura (Fig. 52).[40]

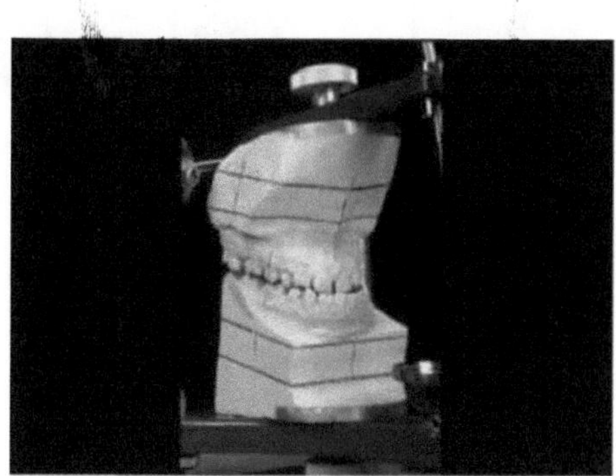

FIGURA 51- Os pontos de referência dentários são utilizados para efetuar uma série de medições

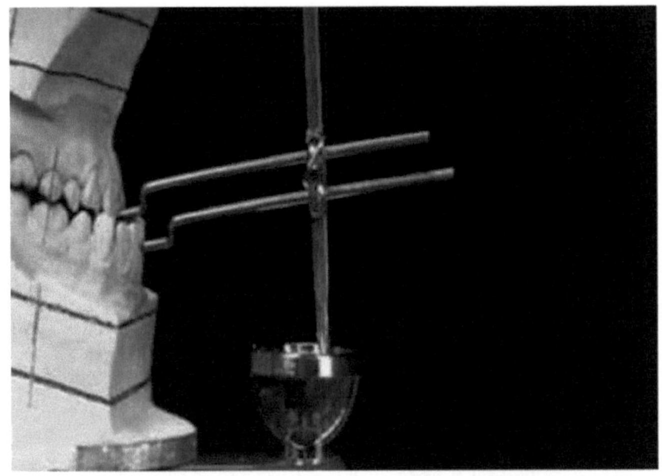

FIGURA 52 - Os segmentos do molde maxilar são reposicionados numa oclusão óptima utilizando o molde inferior e são selados com cera adesiva

PROCEDIMENTO DE CIRURGIA DE MODELO

Uma vez que o tratamento ortodôntico pré-cirúrgico não é realizado na abordagem Surgery-first, exceto para a aplicação de um bracket para fixação intermaxilar, é realizada uma cirurgia de simulação utilizando um modelo dentário antes da cirurgia para criar a pastilha apropriada e estimar a extensão do tratamento ortodôntico pós-cirúrgico. O procedimento geral é efectuado da seguinte forma.[43]

1.   Na configuração do modelo, os dentes que já estão adaptados à discrepância esquelética são simulados e reorganizados na sua localização prevista nas bases esqueléticas. Isso é feito através da análise, simulação e separação de cada dente no

modelo, como na montagem de Kesling. Essa disposição dos dentes é semelhante à de um tratamento ortodôntico pré-cirúrgico real (Fig. 53). Esse passo é a maior diferença na cirurgia de modelos quando comparada à cirurgia convencional de modelos ortognáticos.

2.   Em seguida, é feita a simulação de uma cirurgia ortognática real semelhante à da abordagem padrão. Por exemplo, nos casos de classe III, são simulados os processos de impactação ou avanço da maxila e recuo da mandíbula. Esses processos indicam o resultado da possível oclusão após a ortodontia pré-cirúrgica e a cirurgia ortognática no modelo. (Fig. 54)

3.   Nesse momento, se a posição dos dentes for revertida para a posição anterior ao tratamento ortodôntico pré-cirúrgico no modelo dentário, utilizando o modelo original dos dentes, pode-se obter um modelo que reflita a condição da cirurgia ortognática sem ortodontia pré-cirúrgica. Este processo é designado por "oclusão temporária cirúrgica". Placas de montagem magnética exclusivas são projetadas para produzir essas mudanças no modelo dentário. (Fig. 55)

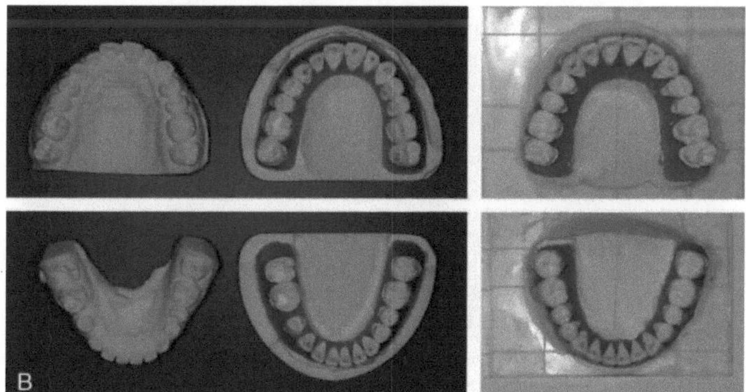

FIGURA 53 - Os dentes que já se encontram em discrepância esquelética são

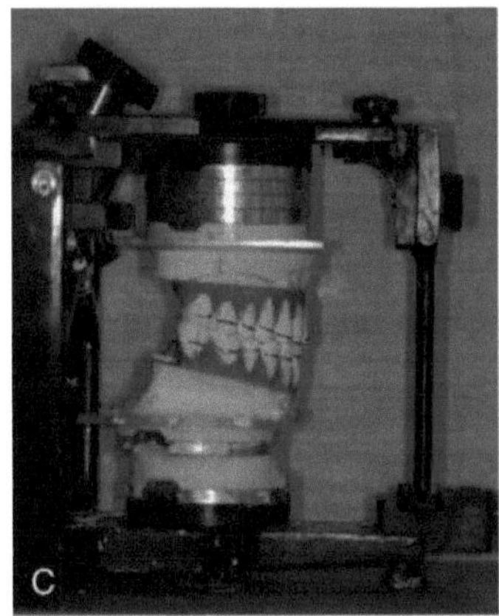

FIGURA 54- Simulação de cirurgia ortognática real semelhante à da abordagem padrão.

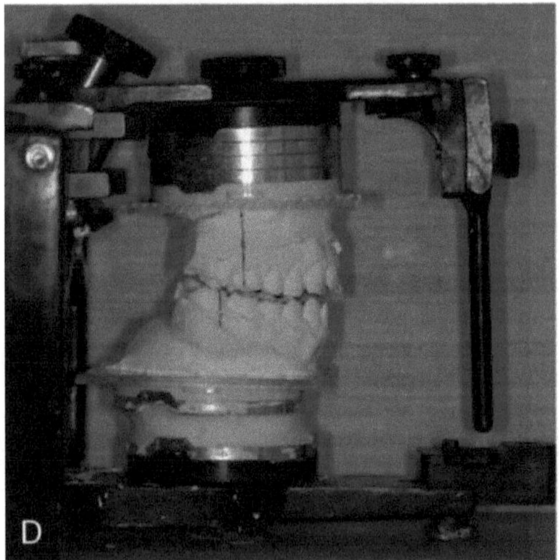

FIGURA 55 - Nesta altura, os modelos dentários são alterados para o modelo original dos dentes antes do tratamento ortodôntico pré-cirúrgico. Obtém-se, assim, o modelo após a cirurgia ortognática sem ortodontia pré-cirúrgica. De

acordo com esse modelo cirúrgico, são feitos os splints intermediário e final para a cirurgia ortognática sem ortodontia pré-cirúrgica.

BOLACHAS OCLUSAIS

A cirurgia de modelo analítico permite a transferência de movimentos tridimensionais prescritos para o paciente, utilizando medidas específicas, pontos de referência e talas cirúrgicas feitas à medida. Para procedimentos maxilares ou mandibulares, é feita apenas uma tala (tala final), após a reprodução do movimento da arcada no modelo da arcada.

Para o procedimento de maxila dupla, tem de ser feita uma tala intermédia (wafer) para relacionar a maxila osteotomizada com a mandíbula estável e uma tala final para relacionar a mandíbula osteotomizada com a maxila fixada. O molde mandibular é separado da base de montagem articulada e reposicionado na posição pré-cirúrgica, que é a posição intermédia (cirurgia maxilar concluída, sem cirurgia mandibular). Constrói uma pastilha de acrílico utilizando o método descrito anteriormente. É boa prática usar cores diferentes de acrílico para a construção da pastilha, o que permite uma fácil identificação no teatro. O sistema utilizado para este efeito é que as bolachas da posição final são sempre transparentes e as bolachas intermédias são sempre de uma cor mais escura, o que evita a confusão na seleção da bolacha durante a cirurgia (Fig. 56). Uma vez terminado, os moldes são devolvidos à posição final para referência no bloco operatório.[44]

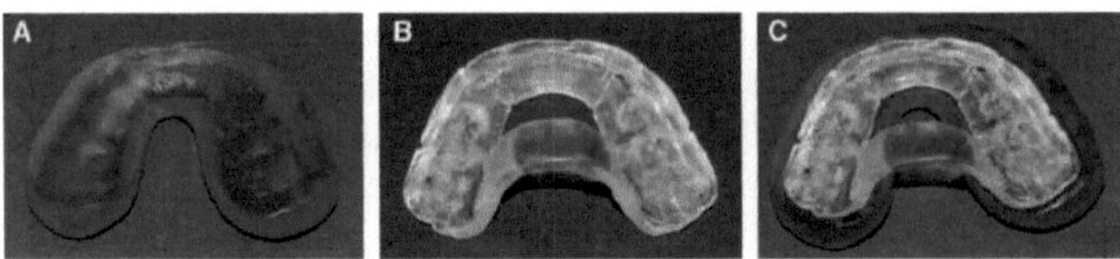

Fig 56 - Talas acrílicas para cirurgia de modelo: (A) tala intermédia (B) tala final

(C)tala final montada dentro da tala intermédia

Os requisitos básicos para uma pastilha ideal são: Dimensionalmente estável, não irritável, fácil fabrico e menos demorado, boa estabilização, não deve ser volumosa, precisão oclusal e código de cores.

As bolachas oclusais são normalmente feitas de acrílico autopolimerizável, silicone ou acrílico fotopolimerizável. As desvantagens básicas da autopolimerização são a lixiviação do monómero e, no caso do silicone, a flexibilidade que causa dificuldades no posicionamento e estabilização exactos. Competitivamente, o acrílico fotopolimerizável é dimensionalmente estável e tem boa precisão oclusal.

A esta cadeia de força ortodôntica também pode incorporar para estabilização intra-operatória. Os moldes superior e inferior foram revestidos com um meio de separação (Cold mould seal). O acrílico é enrolado numa forma cilíndrica na fase de massa e adaptável aos dentes inferiores. O molde superior é então rodado para oclusão, o excesso de acrílico é aparado com uma tesoura e a bolacha de acrílico é deixada a curar. Esta bolacha intermédia tem um código de cores que determina a nova posição da maxila e ajuda o cirurgião a identificá-la facilmente durante a cirurgia. Da mesma forma, a tala final mandibular (pastilha) é fabricada após o reposicionamento da mandíbula. Estas bolachas oclusais são de importância primordial, uma vez que ajudam a montar os segmentos dos componentes maxilares ou mandibulares osteotomizados e a estabilizar estes segmentos nas posições finais propostas e antecipadas pelos cirurgiões orais.[40]

Os passos durante o procedimento cirúrgico do primeiro tratamento cirúrgico no bloco operatório são semelhantes aos da abordagem padrão.[43]

ESTABILIDADE DO TRATAMENTO ORTODÔNTICO CIRÚRGICO

Existem opiniões contraditórias sobre a estabilidade pós-operatória das abordagens cirurgia-primeira e cirurgia-precoce na cirurgia ortognática. Vários estudos que mostram os resultados a longo prazo da abordagem cirurgia-primeira, nas dimensões transversal, vertical e sagital, demonstraram a mesma ou melhor estabilidade esquelética e dentária, em comparação com a abordagem ortodôntica-primeira. Por outro lado, alguns estudos concluíram que a estabilidade oclusal pós-operatória alcançada com a abordagem cirurgia-primeira é pior quando comparada com o grupo ortodôntico-primeiro.

Para problemas transversais, Wang *et al*[4] investigaram 36 pacientes adultos com má oclusão de Classe III esquelética, que foram submetidos a osteotomia LeFort I e/ou osteotomia sagital bilateral da mandíbula. O mesmo cirurgião experiente realizou todas as operações. Os grupos de pacientes diferiram apenas no tratamento ortodôntico pré-operatório (6 meses em média). O tratamento ortodôntico pré-operatório pode envolver o nivelamento e alinhamento das arcadas dentárias e a eliminação das principais interferências oclusais. Em relação à inclinação dos caninos superiores, o tratamento ortodôntico pré-operatório foi bem-sucedido na ampliação da largura intercaninos. No entanto, um ano após a cirurgia, não houve diferenças entre o grupo que recebeu a ortodontia e o grupo que recebeu a cirurgia nas inclinações do canino superior, canino inferior, molar superior e molar inferior. Os autores concluíram que os resultados finais das alterações dentárias transversais foram semelhantes, independentemente de receberem ou não tratamento ortodôntico pré-operatório.

Para problemas verticais, Liao *et al*[18] avaliaram pacientes com mordida aberta de Classe III esquelética utilizando uma abordagem de cirurgia-primeira ou ortodontia-primeira em quatro momentos diferentes (antes do tratamento, 1 mês antes da cirurgia, 1 semana após a cirurgia e na descolagem ortodôntica). Durante 2002-2005, 33 pacientes operados consecutivamente receberam osteotomia de impactação posterior LeFort I e osteotomia de divisão sagital bilateral para corrigir a mordida aberta Classe III esquelética. Destes 33 pacientes, 13 receberam uma abordagem ortodôntica e 20 uma abordagem cirúrgica. A abordagem cirúrgica foi associada a um tempo de tratamento significativamente mais curto do que a abordagem ortodôntica (342 dias vs 512 dias). Ambos os grupos apresentaram estabilidade maxilar semelhante nas direcções horizontal e vertical e estabilidade mandibular semelhante na direção horizontal. A única diferença detetável foi o aumento do movimento mandibular para cima após a cirurgia no grupo da cirurgia-primeira abordagem em comparação com o grupo da ortodontia-primeira abordagem. Esse movimento mandibular para cima poderia ajudar a prevenir a recidiva da mordida aberta anterior. Para a correção ortodôntica cirúrgica da mordida aberta esquelética de Classe III, a abordagem ortodôntica não oferece maiores benefícios em termos de estética facial, oclusão dentária ou estabilidade do tratamento do que a abordagem cirúrgica.

Relativamente a problemas sagitais, Ko *et al*[46] investigaram 53 pacientes com Classe III esquelética que receberam osteotomia LeFort I e osteotomia sagital bilateral da mandíbula entre 2003 e 2007. O mesmo cirurgião experiente realizou todas as operações. Destes 53 pacientes, 18 foram submetidos a uma abordagem cirúrgica e 35 a uma abordagem ortodôntica. Os resultados finais, no que diz respeito à correção esquelética e à recidiva pós-cirúrgica, não apresentaram diferenças entre as duas abordagens. Após a conclusão do tratamento, o trabalho ortodôntico pré-operatório sobre a inclinação dos incisivos retornou à inclinação original dos incisivos. Portanto, não é necessária uma longa preparação ortodôntica pré-operatória para a descompensação dentária, antes da correção cirúrgica da má oclusão esquelética de Classe III.

Pelo contrário, Kim *et al*[34] realizaram um estudo de coorte retrospetivo que incluiu 61 pacientes com má oclusão de Classe III esquelética que foram submetidos apenas a cirurgia mandibular. 38 indivíduos foram tratados com cirurgia ortognática convencional e 23 indivíduos foram submetidos à primeira abordagem cirúrgica. A recidiva horizontal foi medida usando telerradiografias laterais tiradas no pré-operatório, no pós-operatório imediato e no momento da descolagem. Os resultados mostraram que a recidiva horizontal no grupo SF (2,4 mm) foi significativamente maior do que no grupo CS (1,6 mm; $P < 0,05$). Os pacientes com uma recidiva horizontal superior a 3 mm representaram 39,1% do grupo SF, em comparação com 15,8% do grupo CS. Concluindo, portanto, que a osteotomia sagital do ramo dividido mandibular sem tratamento ortodôntico pré-cirúrgico foi menos estável do que a cirurgia ortognática convencional para o prognatismo mandibular. Antes de realizar uma abordagem cirúrgica, é necessário considerar a estabilidade esquelética.

Portanto, ainda não está claro se a abordagem SF pode garantir a máxima estabilidade esquelética sob uma oclusão pós-operatória instável. Embora a maioria dos estudos indique que a estabilidade da cirurgia primeiro é comparável à da abordagem ortodôntica convencional primeiro, com uma seleção de casos adequada e um planeamento de tratamento apropriado, são necessários mais ensaios clínicos aleatórios para provar o mesmo.

<u>VANTAGENS</u>

1.   O tempo total de tratamento nos primeiros casos de cirurgia é reduzido, o que pode ser potenciado pelo fenómeno de aceleração regional. Na literatura, foram relatados tempos de tratamento tão curtos quanto sete meses.

2.   Elevados níveis de satisfação dos pacientes e dos ortodontistas. Isto deve-se à melhoria imediata da estética facial. A realização da cirurgia primeiro elimina o perfil pré-cirúrgico inestético e permite que a queixa principal do paciente seja abordada no início do tratamento.

3.   A elevada satisfação do paciente está associada a uma melhor cooperação durante o pós-operatório de ortodontia.

4.   A resolução imediata do desequilíbrio esquelético e dos tecidos moles é uma vantagem adicional da primeira abordagem cirúrgica. Na ortodontia pré-cirúrgica, o ortodontista tenta alcançar uma oclusão pré-operatória que vai contra o que os componentes esqueléticos e dos tecidos moles ditam. Isso tem sido considerado como um dos desafios na descompensação das arcadas antes da cirurgia. Quando a cirurgia é realizada antes, a discrepância entre o esqueleto e os tecidos moles é aliviada e os dentes podem ser alinhados sem a necessidade de lutar contra as limitações fisiológicas. Assim, na AFS, a descompensação ortodôntica é eficaz e eficiente.

5.   Quando os distúrbios respiratórios do sono são a principal indicação para o tratamento, o avanço maxilomandibular precoce aumenta imediatamente as dimensões da via aérea superior.

INCONVENIENTES E LIMITAÇÕES
DRAWBACKS[25]

1.   A seleção do paciente é crítica porque a oclusão de base não pode orientar os objectivos do tratamento. Consequentemente, é obrigatória uma elevada competência clínica, uma previsão exacta do movimento dentário pós-operatório e uma avaliação precisa da discrepância esquelética.

2.   O processo de dobragem do fio cirúrgico passivo é moroso e complexo.

3.   A colagem e a remoção do fio cirúrgico são problemáticas e existe uma taxa relativamente elevada de falhas de colagem antes e durante a cirurgia.

4.   A extensão dos movimentos cirúrgicos pode ser maior porque a correção cirúrgica tem de ter em conta a compensação dentária.

5.   Os terceiros molares inferiores impactados podem dificultar a cirurgia.

6.   A instabilidade pós-cirúrgica durante a cicatrização óssea pode causar instabilidade esquelética e a sua influência na recidiva ainda não foi totalmente investigada.

7.   As consultas de ortodontia devem ser marcadas com mais frequência do que numa abordagem convencional. Isto pode ser stressante para o ortodontista.

8.   A comunicação constante entre o cirurgião e o ortodontista é indispensável.

LIMITAÇÕES

De acordo com Jeong *et al,*[6] A primeira abordagem cirúrgica não deve ser o tratamento de escolha nos seguintes casos:

1.	Quando a deformação funcional do processo condilar é altamente provável, ou seja, discrepância entre a relação cêntrica e a oclusão cêntrica (CR-CO)

2.	Quando uma mordida em tesoura unilateral ou bilateral pode ocorrer no pós-operatório devido a uma desarmonia transversal na área molar maxilomandibular no pré-operatório

3.	Quando as interferências dos caninos maxilomandibulares ocorrem devido a uma desarmonia grave entre as larguras horizontais maxilomandibulares

4.	Quando existem interferências oclusais excessivas, isso pode resultar numa mordida aberta devido à erupção exagerada dos dentes segundos molares no pré-operatório.

As principais limitações para a cirurgia no início do tratamento são as curvas de Spee severas e as assimetrias verticais. A curva de Spee pode dificultar o estabelecimento de uma posição mandibular previsível. A curva de Spee exagerada pode dificultar o estabelecimento de uma posição previsível da mandíbula. Quando as assimetrias são o desafio, é difícil fazer uma avaliação adequada do plano oclusal e das necessidades cirúrgicas para corrigir as assimetrias, devido às diferenças de altura entre os dentes. Em ambos os casos, uma etapa pré-cirúrgica de alinhamento e nivelamento é altamente recomendada.[4]

FUTURO DA CIRURGIA PRIMEIRA ABORDAGEM

Os óptimos resultados estéticos e funcionais, a redução significativa do tempo total de tratamento e a elevada satisfação dos pacientes levaram à postulação de que a Cirurgia Primeiro pode representar um método razoável e rentável para tratar a má oclusão esquelética em casos seleccionados, e que tem o potencial de se tornar uma abordagem padrão para a cirurgia ortognática no futuro, após investigação substancial e refinamento técnico com base na avaliação prospetiva de uma grande amostra.[47]

O relato de caso abaixo ilustra como o planeamento tridimensional para uma abordagem "surgery-first" pode reduzir significativamente o tempo de tratamento num paciente com assimetria facial causada por hiperplasia condilar unilateral.[22] Uma paciente do sexo feminino, de 23 anos de idade, relatou assimetria facial devido à hiperplasia condilar unilateral, uma má oclusão de Classe III esquelética e dentária, perfil côncavo causado por uma combinação de deficiência maxilar e uma mandíbula ligeiramente prognática, inclinação do plano oclusal frontal e linhas médias esqueléticas e dentárias de tecidos moles não coincidentes, como pode ser visto na Figura 57. A ponta do queixo estava desviada para o lado esquerdo da face em 4 mm, com uma notável inclinação intercomissural e uma deficiência paranasal, e o bordo inferior do tecido mole da mandíbula era inferior no lado direito em comparação com o lado esquerdo.

A Figura 58 mostra o modelo de fusão integral de pré-tratamento que combina o exame de CBCT, os modelos dentários e as fotografias 3D.

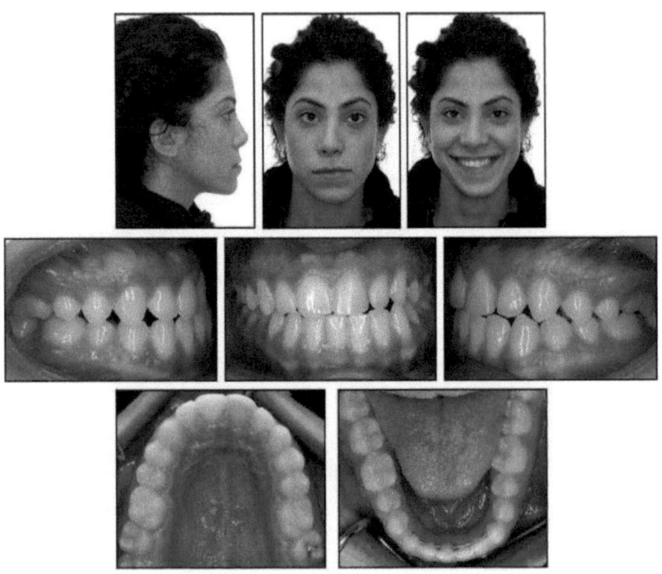

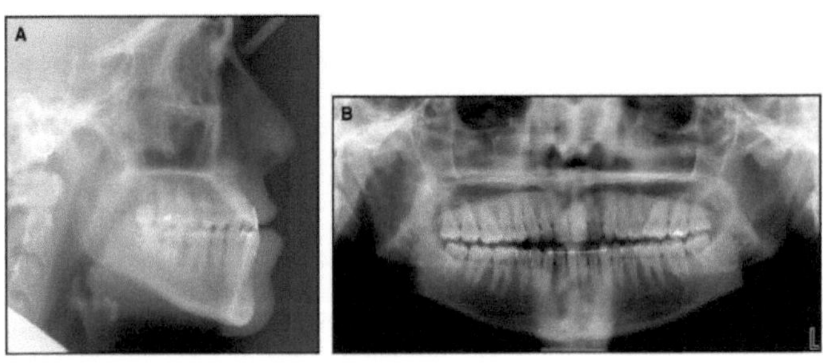

FIGURE 57

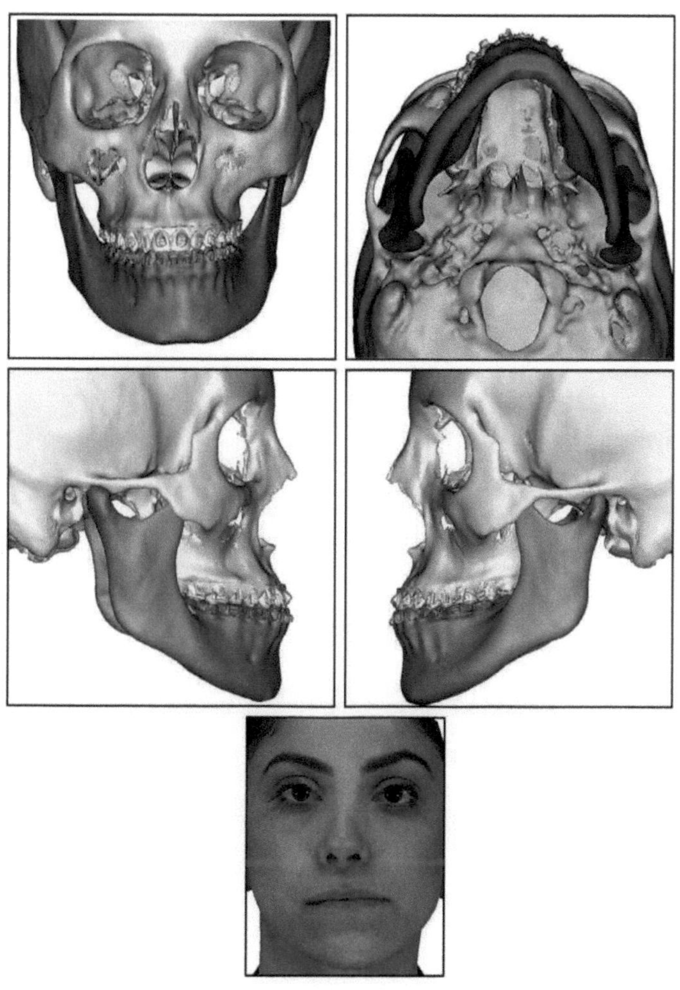

FIGURE 58

Neste paciente, tanto a correção cirúrgica como a correção ortodôntica foram planeadas virtualmente. O teu paciente

As fotografias 3D foram integradas no exame CBCT para obter uma imagem texturizada dos tecidos moles faciais. Plano cirúrgico virtual 3D mostrando os movimentos maxilares:

A: posição pré-operatória da maxila; B e C: osteotomia LeFort I com rotação da maxila no sentido horário, com o centro de rotação na borda incisal da maxila. Observa-se a impactação unilateral da maxila (lado direito) para a correção do canto oclusal (Figura 59).

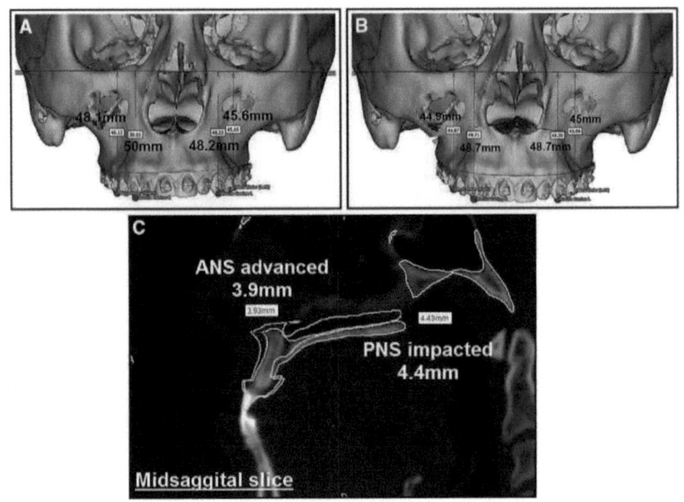

FIGURE 59

Figura 60 - Plano cirúrgico virtual 3D mostrando o recuo assimétrico mandibular com a osteotomia sagital split bilateral para a correção da deformidade mandibular no plano de guinada.

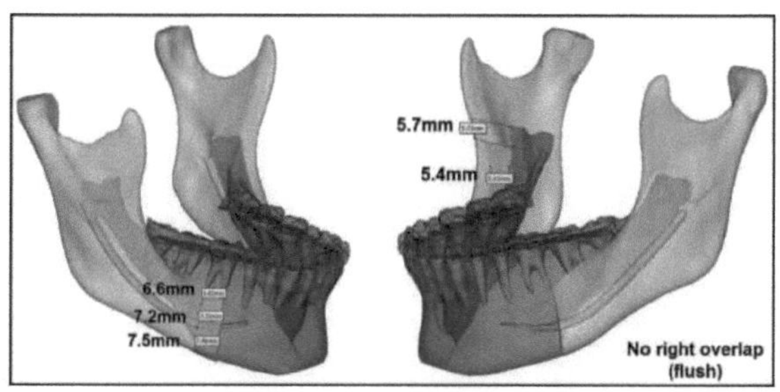

FIGURE 60

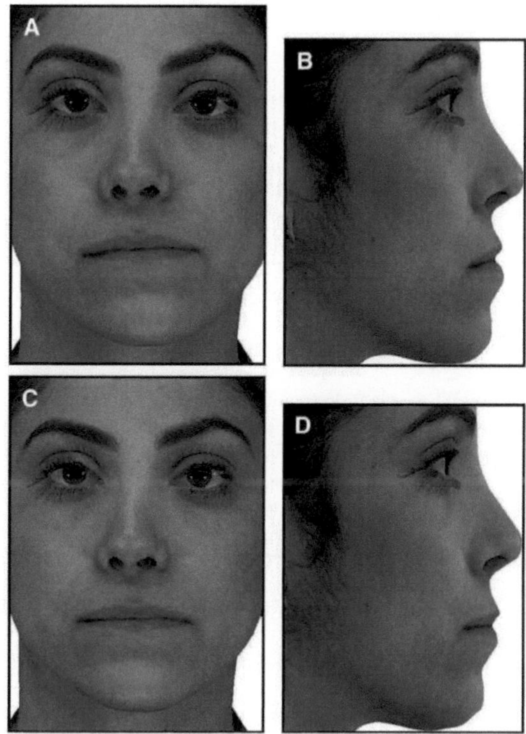

FIGURE 61

Figura 61- A e B, vistas frontal e de perfil antes da cirurgia; C e D, o resultado final da simulação virtual do plano cirúrgico 3D.

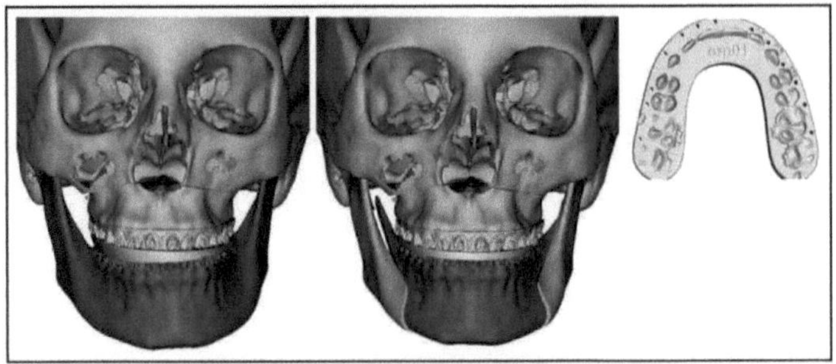

FIGURE 62

De seguida, o plano virtual foi exportado para o software CAD/CAM para a construção digital das talas cirúrgicas. As talas digitais intermediárias e finais, confeccionadas em polímero híbrido epóxi-acrilato, foram geradas fisicamente pelo processo de fabricação aditiva por prototipagem rápida (Figura 62). Uma vez obtido o plano cirúrgico 3D, o plano ortodôntico digital foi definido com base nos objetivos de correção esquelética. Uma digitalização dentária intra-oral (OraScanner) foi obtida num consultório ortodôntico privado com o sistema SureSmile. Utilizando o software 3D de configuração dentária virtual, foi gerado um resultado simulado. Com base no modelo de pré-tratamento, foram confeccionados arcos pré-cirúrgicos passivos de níquel-titânio de 0,017" x 0,025", maxilares e mandibulares, contornando os dentes desalinhados.

Figura 63 - Plano virtual SureSmile para fio 0.017 x 0.025".

Figura 64- A-C, SureSmile passivo 0.017 x 0.025" fios de níquel-titânio; D, ganchos cirúrgicos colocados no arco 1 dia antes da cirurgia.

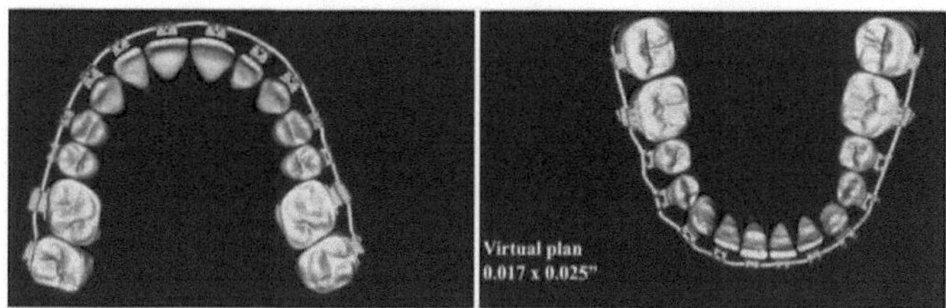

FIGURE 63

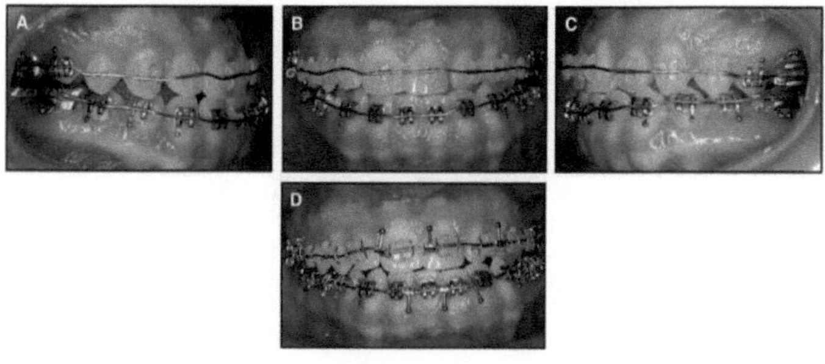

FIGURE 64

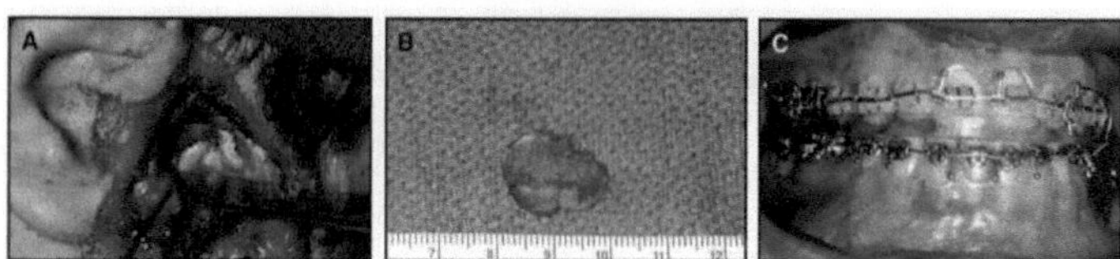

FIGURE 65

Figura 65- A e B, Remoção do côndilo mandibular hiperativo direito com um procedimento cirúrgico de condilectomia alta; C, tala 3D final bem ajustada, impressa com a técnica CAD/CAM.

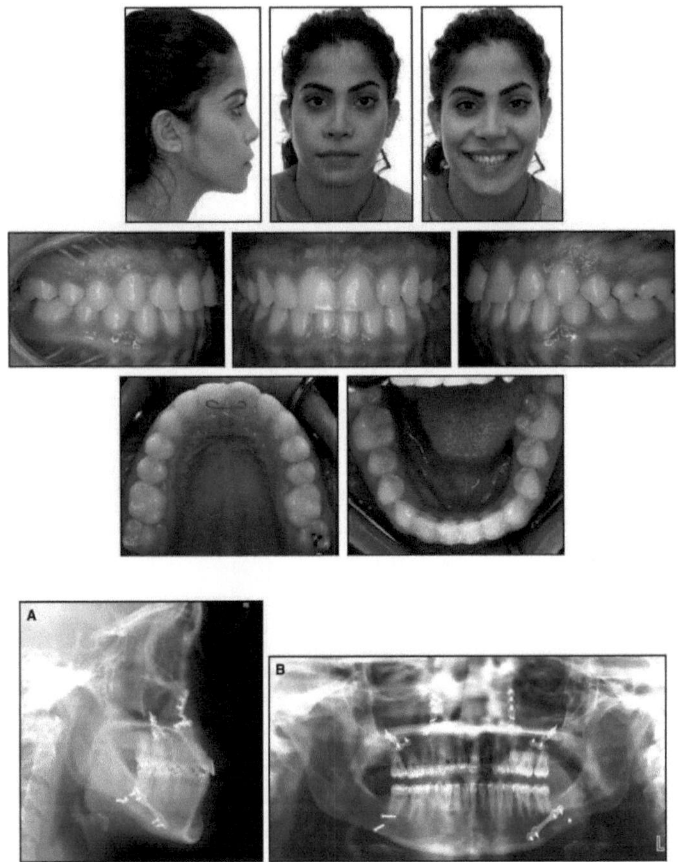

FIGURE 66

O paciente foi descolado 4,5 meses após a cirurgia. As avaliações pós-tratamento

das fotografias e radiografias (Fig. 66) indicam grandes melhorias na simetria facial e no perfil. Obteve-se uma oclusão de Classe I com overjet e overbite ideais.

É possível a integração de protocolos cirúrgicos ortognáticos 3D assistidos por computador com métodos de tratamento ortodôntico digital 3D (com fios personalizados neste paciente).[22] A fusão de tecnologias e técnicas relativamente novas, como o planeamento cirúrgico baseado em CBCT 3D, o fabrico de talas assistido por computador e a abordagem "surgery first", pode tornar a cirurgia ortognática mais eficiente e eficaz para os pacientes e para a equipa cirúrgico-ortodôntica. Os pacientes com assimetrias faciais significativas parecem beneficiar da combinação destas tecnologias e técnicas. Podem ser alcançados resultados de tratamento precisos, previsíveis e eficientes.[47]

Utilizando modelos 3D, é possível simular todos os procedimentos de diagnóstico e produção de talas cirúrgicas, efetuar avaliações intermédias e produzir as talas cirúrgicas intermédias e finais. Assim, os erros encontrados durante os procedimentos laboratoriais são mínimos. Devido às vantagens do planeamento cirúrgico virtual, esta técnica desempenhará um papel importante nos procedimentos cirúrgicos ortognáticos no futuro.

<u>CONCLUSÃO</u>

A abordagem cirúrgica oferece uma alternativa à abordagem ortodôntica para a correção da deformidade maxilofacial. Os resultados finais, em termos de estética facial, oclusão dentária e estabilidade, são semelhantes quando se utilizam as abordagens ortodôntica e cirúrgica. A oclusão dentária e a estética facial podem apresentar melhorias imediatas após a cirurgia quando se utiliza a abordagem surgery-first, o que praticamente elimina o tempo gasto com a ortodontia pré-operatória. O fenómeno da movimentação dentária ortodôntica acelerada no pós-operatório também reduz as dificuldades e o tempo gasto com a ortodontia pós-operatória. Tanto o cirurgião quanto o ortodontista que utilizam a abordagem surgery-first devem ser experientes e devem cooperar estreitamente para alcançar resultados previsíveis e satisfatórios. O ortodontista deve estar ciente dos princípios ortognáticos e dos limites da movimentação ortodôntica, e planejar o tratamento ortodôntico pós-operatório para incluir o alinhamento dentário, a descompensação dos incisivos, a coordenação dos arcos e a interdigitação oclusal. O cirurgião deve ser capaz de realizar a osteotomia designada e a fixação intermaxilar com placa de mordida de oclusão em arcos dentários desalinhados e proporcionar a estabilidade após a reposição esquelética. Além disso, é possível a integração de protocolos cirúrgicos ortognáticos 3D assistidos por computador com métodos de tratamento ortodôntico digital 3D (com fios personalizados neste paciente). Um excelente resultado pode ser alcançado com essas abordagens em conjunto com o protocolo de cirurgia-primeira.

São necessários mais estudos, especialmente estudos de coorte prospectivos ou ensaios controlados aleatórios, para fornecer provas clínicas adicionais que apoiem

a abordagem da cirurgia em primeiro lugar.

<u>REFERÊNCIAS</u>

1. *LTanyaJ. Bailey, William R. Profit, e Raymond White, Jr.* Avaliação de pacientes para cirurgia ortognática. Semin Orthod 1999;5:209-222.

2. Ackerman JL, Proffit WR. Limitações dos tecidos moles em ortodontia: Orientações para o planeamento do tratamento. Angle Orthod 1997;67:327-336.

3. Orlagh T. Hunt, Chris D. Johnston. O impacto psicossocial da cirurgia ortognática: Uma revisão sistemática. Am J Orthod Dentofacial Orthop 2001;120:490- 7

4. Naveena kumar, Harsh Umesh Sharma, Afaque Siddiqui, Amol Hedaoo. Abordagem cirúrgica em primeiro lugar: Mudança de paradigma na cirurgia ortognática. Int J Dent Health Sci 2015; 2(2):349-354

5. *Kishore MSV, Bachuwar Ankush, Reddy M. e Reddu S.* Cirurgia de primeira abordagem ortognática: um artigo de revisão. O que é que tu queres? Vol. 6 Edição 1, fevereiro de 2016

6. Jeong Hwan Kim, Niloufar Nouri Mahdavie, Carla A. Evans. Directrizes para o tratamento ortodôntico "Surgery First". Ortodontia - Aspectos Básicos e Considerações Clínicas.

7. Farronato G, Maspero C, Giannini L, et al. Guias de splint oclusal para tratamento ortodôntico pré-cirúrgico. J Clin Orthod. 2008;42:508Y512.

8. Di Palma E, Gasparini G, Pelo S, et al. Actividades dos músculos mastigatórios em pacientes antes da cirurgia ortognática. J Craniofac Surg. 2010;21:724Y726.

9. Skaggs JE. Correção cirúrgica do prognatismo. Am J Orthod 1959; 45:265-

71.

10. Liou EJW, Chen PH, Wang YC, Yu CC, Chen YR. Cirurgia-Primeira Cirurgia Ortognática Acelerada: Orientações ortodônticas e preparação para cirurgia de modelo. Jornal de Cirurgia Oral e Maxilofacial 2011: 69 (3): 771-780.

11. Brachvogel P, Berten JL, Hausamen JE. Cirurgia antes do tratamento ortodôntico: um conceito para a calendarização da terapia combinada das disgnatias esqueléticas. Dtsc Zahn Mund Kieferheilkd Zentralbl 1991;79: 557-63.

12. Behrman SJ, Behrman DA. Considerações dos cirurgiões orais no tratamento ortodôntico cirúrgico. Dent Clin North Am 1988;32:481-507.

13. Jeong W. S. et al. Pode uma abordagem ortognática de cirurgia-primeira reduzir o tempo total de tratamento? Int J Oral Maxillofac Surg (2016)

14. Won Moon D.M.D., M.S., Jone Kim D.D.S., M.S., Considerações Psicológicas em Cirurgia Ortognática e Ortodontia, Semin Orthod 2015

15. Faber Jorge. Benefício Antecipado: um novo protocolo de tratamento em cirurgia ortognática que elimina a necessidade do preparo ortodôntico convencional. Dental Press J. Orthod. v. 15, no. 1, p. 144-157, Jan./Fev. 2010

16. Wilcko, W.M.; Wilcko, T.; Bouquot, J.E. & Ferguson, D.J. (2001) Ortodontia Rápida com Remodelação Alveolar: Dois Relatos de Casos de Decrowding. *International Journal of Periodontics & Restorative Dentistry,* Vol.21, No.1, (fevereiro, 2001), pp. 9-19, ISSN 0198-7569

17. Justus, T.; Chang, B.I.; Bloomquist, D. & Ramsay D.S. (2001). Fluxo sanguíneo gengival e pulpar humano durante a cicatrização após osteotomia Le Fort I. *Jornal de Cirurgia Oral e Maxilofacial* Vol. 59, No.1, (janeiro, 2001), pp. 2-7,

ISSN 0278-2391

18. Liao, Y.F.; Chiu, Y.T.; Huang, C.S.; Ko, E.W. & Chen, Y.R. (2010). Ortodontia Pré-cirúrgica Versus Sem Ortodontia Pré-cirúrgica: Resultado do tratamento da correção ortodôntica cirúrgica para mordida aberta de classe III esquelética, *Cirurgia Plástica e Reconstrutiva,* Vol. 126, No.6, (dezembro 2010), pp. 2074-2083, ISSN 0032-1052

19. Arnett GW, Bergman RT. Chaves faciais para o diagnóstico ortodôntico e planejamento do tratamento - parte I. Am J Orthod Dentofacial Orthop. 1993;103:299-312.

20. Arnett GW, Gunson MJ. Planeamento facial para ortodontistas e cirurgiões orais. Am J Orthod Dentofacial Orthop. 2004;126:290-5.

21. Reyneke JP. Essenciais da Cirurgia Ortognática. Pg 63

22. Nandakumar Janakiraman, Mark Feinberg, Meenakshi Vishwanath, Yasas Shri Nalaka Jayaratne, Derek M. Steinbacher, Ravindra Nanda e Flavio Uribe. Integração de tecnologias cirúrgicas e ortodônticas tridimensionais com a abordagem ortognática "surgery-first" no tratamento da hiperplasia condilar unilateral. Am J Orthod Dentofacial Orthop 2015;148:1054-66

23. Ngoc Hieu Tran, Syrina Tantidhnazet, Somchart Raocharernporn, Sirichai Kiattavornchareon, Verasak Pairuchvej, Natthamet Wongsirichat. Precisão do planeamento tridimensional na cirurgia ortognática de primeira cirurgia: Planeamento Versus Resultado. J Clin Med Res. 2018;10(5):429-436

24. Flavio Uribe, Nandakumar Janakiraman, David Shafer e Ravindra Nanda. Planeamento de tratamento virtual baseado em tomografia computorizada de feixe

cónico tridimensional e fabrico de uma tala cirúrgica para pacientes assimétricos: A primeira abordagem cirúrgica. Am J Orthod Dentofacial Orthop 2013;144:748-58

25.   Maria A. Peiro-Guijarro, Raquel Guijarro-Mart_inez e Federico Hern_andez-Alfaro. Cirurgia de primeira linha em cirurgia ortognática: Uma revisão sistemática da literatura. Am J Orthod Dentofacial Orthop 2016;149:448-62

26.   Vipul Kumar Sharma, Kirti Yadav e Pradeep Tandon. Uma visão geral da abordagem cirurgia-primeira: avanços recentes na cirurgia ortognática. Jornal de Ciência Ortodôntica Vol. 4 Issue 1 Jan-Mar 2015

27.   Sugawara J, Aymach Z, Nagasaka H, Kawamura H, Nanda R, Ortognática "Surgery First" para corrigir uma má oclusão esquelética de classe II com uma mordida de impacto. J Clin Orthod 2010: 56 (7): 429-438.

28.   Nagasaka H, Sugawara J, Kawamura H, Nanda R. Primeira correção cirúrgica da classe III esquelética utilizando o sistema de ancoragem esquelética. J Clin Orthod 2009: 58 (2): 97-105.

29.   Chih Yu C, Chen PH, Liou JW, Huang CS, Chen YR. Uma abordagem cirúrgica-primeira no tratamento cirúrgico-ortodôntico do prognatismo mandibular - um relato de caso. Chang Gung Med J 2010: 33: 699-705.

30.   Villegas C, Uribe F, Sugawara J, Nanda R. Correção rápida de assimetria dentofacial significativa utilizando uma abordagem "Surgery First". J Clin Orthod 2010: 56 (2): 97-103.

31.   Ching KO EW, Pin Hsu SS, Hsieh HY, Wang YC, Huang CS, e y Chen YR. Comparação das alterações cefalométricas progressivas e da estabilidade pós-

cirúrgica da correção da classe III esquelética com e sem tratamento ortodôntico pré-cirúrgico. J Oral Maxillofac Surg 2011: 69: 1469-1477.

32.   Baek SH, Ahn HW, Kwon YH, Choi JY. Cirurgia-primeira abordagem na má oclusão esquelética de Classe III tratada com cirurgia de 2 mandíbulas: avaliação do movimento cirúrgico e tratamento ortodôntico pós-operatório. J Craniofac Surg. 2010: 21: 332-338.

33.   Leelasinjaroen P, Godfrey AM, Manosudprasit M, e Wangsrimongkol T, Surakunprapha P. Cirurgia de Primeira Abordagem Ortognática para correção da má oclusão esquelética de classe III - Uma revisão da literatura. J Med Assoc Thai 2012: 95 (11): 172-178.

34.   Kim JY, Junga HD, Kimb,SY, Parka HS, Junga YS Estabilidade pós-operatória para a abordagem de cirurgia-primeira usando osteotomia vertical intraoral do ramo: acompanhamento de 12 meses. Jornal Britânico de Cirurgia Oral e Maxilofacial 2014: 52: 539544.

35.   Verna C., Tooth Movement. Front Oral Biol. 2016

36.   Frost HM. O fenómeno de aceleração regional: uma revisão. Henry Ford Hosp Med J 1983;31:3-9

37.   Park, S.; Hyon, W.L.; Lee, J.G.; Lee, S.; Lee, Y. & Shin, S. (2011). Aumenta a eficiência e melhora a adesão dos pacientes/acessibilidade económica/cirurgia ortognática com a cirurgia de primeira abordagem ortognática (SFOA). Resumo das *Actas do 3º Simpósio William H. Bell Lectureship,* "Cirurgia Ortognática Acelerada e Aumento da Eficiência Ortodôntica", 18-20 de março de 2011, Houston, Texas.

38. Masato Kaku; Shunichi Kojima; Hiromi Sumi; Hiroyuki Koseki; Sara Abedini; Masahide Motokawa et al. Correção do sorriso gengival e do perfil facial utilizando a ancoragem de mini-implantes. Angle Orthod. 2012;82:170-177

39. Sharma V.K., Yadav K. e Tandon P. Uma visão geral da abordagem da cirurgia em primeiro lugar: Avanços recentes na cirurgia ortognática. Revista de Ciência Ortodôntica. Vol. 4 Issue 1 (Jan-Mar) 2015

40. Ramesh Chowdhary, Fraser walker e Nivedita Mankani. Cirurgia Modelo: Um procedimento pré-cirúrgico para cirurgias ortognáticas - Revisitado. *Jornal Internacional de Dentisteria Protética e Dentisteria de Restauro, abril-junho de 2011;1(1):71-76*

41. Zarb, Bolender, Carlsson. Boucher's Prosthodontic treatment for edentulous patients 11th edition.

42. Walker F., Ayoub A.F., Moos Khursheed, Barbenel Joseph. Arco facial e articulador para planeamento de cirurgia ortognática: 1 arco facial. *Jornal Britânico de Cirurgia Oral e Maxilofacial 46 (2008) 567-572*

43. Jong Woo Choi, Jang Yeol Lee, Sung Joon Yang e Kyung Suk Koh. A fiabilidade de uma abordagem ortognática de cirurgia-primeira sem tratamento ortodôntico pré-cirúrgico para a deformidade dentofacial de classe III esquelética. Ann Plast Surg 2015;94: 333Y341

44. Jeffrey A. Hammoudeh, Lori K. Howell, Shadi Boutros, Michelle A. Scott, Mark M. Urata. Estado atual do planeamento cirúrgico para cirurgia ortognática: Métodos tradicionais versus planeamento cirúrgico 3D. *Plast Reconstr Surg Glob Open 2015;3:e307*

45. Wang YC, Ko EW, Huang CS, Chen YR, Takano-Yamamoto T. Comparação das alterações dimensionais transversais em pacientes com Classe III esquelética cirúrgica com e sem ortodontia pré-cirúrgica. J Oral Maxillofac Surg 2010;68:1807-12.

46. Ko EW, Hsu SS, Hsieh HY, Wang YC, Huang CS, Chen YR. Comparação das alterações cefalométricas progressivas e da estabilidade pós-cirúrgica da correção da Classe III esquelética com e sem tratamento ortodôntico pré-cirúrgico. J Oral Maxillofac Surg 2011;69:1469-77.

47. Federico Hern_andez-Alfaro. Cirurgia de primeira linha em cirurgia ortognática: O que aprendeste? Um fluxo de trabalho abrangente baseado em 45 casos consecutivos. J Oral Maxillofac Surg 72:376-390, 2014.

48. Bell RB. Planeamento informático e navegação intra-operatória em cirurgia ortognática. *J OralMaxillofac Surg.2011;69:592-605.*

49. Hernandez-Alfaro F, Guijarro-Martinez R, Molina-Coral A, Badia-Escriche C. "Cirurgia primeiro" em cirurgia ortognática bimaxilar. J Oral Maxillofac Surg. 2011;69(6):e201-207.

50. Stokbro K, Aagaard E, Torkov P, Bell RB, Thygesen T. Planeamento virtual em cirurgia ortognática. Int J Oral Maxillofac Surg. 2014;43(8):957-965.

51. Gyeong-Su Kim,a Sung-Hoon Lim,a Seo-Rin Jeong,a e Jae Hyun Park, Uma abordagem de cirurgia-primeira utilizando o recuo mandibular rotacional de mandíbula única no prognatismo mandibular de ângulo baixo. Am J Orthod Dentofacial Orthop 2021 Oct;160(4):617-628

52. Kim MS, Lim SH, Jeong SR, Park JH. Intrusão do molar superior e

descompensação transversal para permitir a cirurgia de mandíbula única mandibular com recuo rotacional e deslocamento transversal para um paciente com prognatismo mandibular e assimetria. Am J Orthod Dentofacial Orthop 2020;157:818- 31.

53. Abdul Majeed AlMogbel e Mashari Alohali. A cirurgia como primeira abordagem em Ortodontia. *Revista Internacional de Ciências e Investigação Dentária.* 2023; 11(1):1-3.

54. Sandro pelo, alessandro, davide soverina, federico de nuccio, antonella maselli, giulio gasparini, Indicações e protocolo de gestão para a utilização de talas com a abordagem "Surgery First", JCO/agosto 2021;VOLUME LV NÚMERO 8:463-484.

55. Uribe, F.; Agarwal, S.; Shafer, D.; e Nanda, R.: Aumentando a eficiência do tratamento ortodôntico e da cirurgia ortognática com uma abordagem modificada da cirurgia-primeira, Am. J. Orthod. 148:838-848, 2015.

56. . Liao, Y.F. e Lo, S.H.: Configuração da oclusão cirúrgica na correção da deformidade esquelética de Classe III utilizando a abordagem de cirurgia-primeira: Diretrizes, características e precisão, Sci. Rep. 8:11673, 2018.

57. Akamatsu, T.; Hanai, U.; Miyasaka, M.; Muramatsu, H.; e Yamamoto, S.: Comparação da estabilidade mandibular após SSRO com abordagem cirurgia-primeira versus abordagem convencional orto-primeira, J. Plast. Surg. Hand Surg. 50:50-55, 2016.

58. Kim JH, Mahdavie NN, Evans CA. Directrizes para o tratamento ortodôntico "surgery first". Nova Iorque: Londres, UKInTech Publishing; 2012. pp. 265-300.

59. Jong-Woo Choi e Jang-Yeol Lee, Conceito atual da abordagem ortognática da cirurgia-primeira. Arch Plast Surg 2021 Mar; 48(2): 199-207.

60. Reddy N, Potturi A. Abordagem ortognática da cirurgia-primeira. In: Cirurgia Oral e Maxilofacial para o Clínico. Singapore: Springer; 2021. pp. 14631475.

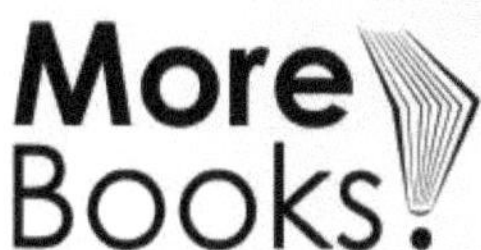

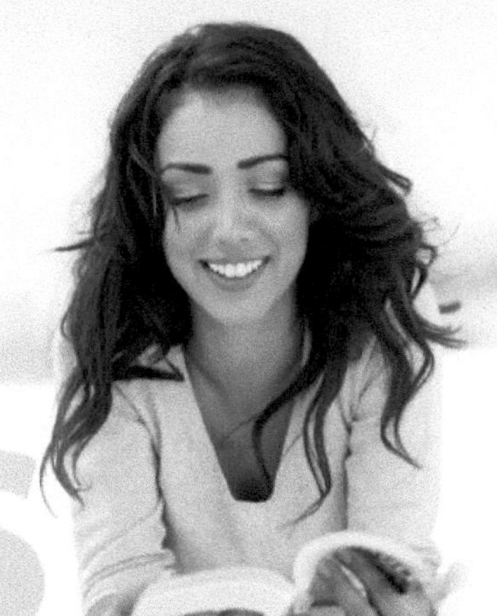

I want morebooks!

Buy your books fast and straightforward online - at one of world's fastest growing online book stores! Environmentally sound due to Print-on-Demand technologies.

Buy your books online at
www.morebooks.shop

Compre os seus livros mais rápido e diretamente na internet, em uma das livrarias on-line com o maior crescimento no mundo! Produção que protege o meio ambiente através das tecnologias de impressão sob demanda.

Compre os seus livros on-line em
www.morebooks.shop

info@omniscriptum.com
www.omniscriptum.com

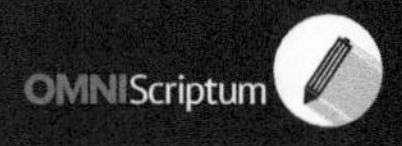

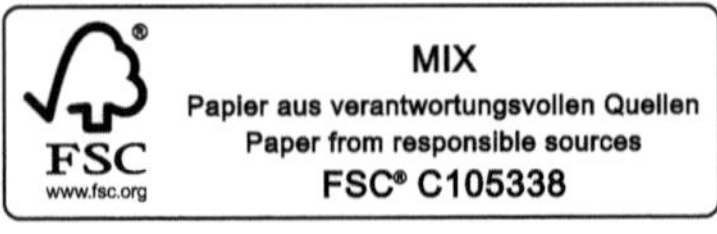

Printed by Books on Demand GmbH, Norderstedt / Germany